名老中医方药心得丛书

郁仁存治疗肿瘤临证经验集萃

主 审 郁仁存

主 编 张 青 富 琦

副主编 张 玉 徐晓华

编 委（按姓氏笔画排序）

马云飞 王圆圆 李 娜 李可欣

陈柯羽 林佳敏 梁姗姗

U0230358

科学出版社

北 京

内 容 简 介

　　恶性肿瘤的治疗是当今医学研究亟待解决的难题之一,根据我国 2018 年全国最新癌症报告,全国恶性肿瘤新发病例数 380.4 万例,且发病率在 30 岁以后快速升高。郁仁存教授作为首都国医名师,是早期"西学中"的人员之一,长期致力于肿瘤临床的中西医结合治疗,经验丰富,疗效突出。临床中提出了辨病治疗与辨证治疗相结合、祛邪治疗与扶正治疗相结合、局部治疗与整体治疗相结合、阶段治疗与长期维持巩固治疗相结合的肿瘤治疗原则。本书从专病论治、中药在肿瘤治疗中的应用、经验方及古方应用三方面对郁仁存教授的临证经验进行简要介绍,并由郁仁存教授亲自点评,以更好地体现郁仁存治病思路,促进医学同道的交流学习,推动祖国医学的发展。

　　本书适用于广大中医药工作者、肿瘤科临床医师参考阅读。

图书在版编目(CIP)数据

　　郁仁存治疗肿瘤临证经验集萃 / 张青,富琦主编. —北京:科学出版社,2019.1
　　(名老中医方药心得丛书)
　　ISBN 978-7-03-060376-0

　　Ⅰ.①郁…　Ⅱ.①张…②富…　Ⅲ.①肿瘤-中医临床-经验-中国-现代　Ⅳ.①R273

　　中国版本图书馆 CIP 数据核字(2019)第 000205 号

责任编辑:陈深圣 / 责任校对:王晓茜
责任印制:赵　博 / 封面设计:陈　敬

科 学 出 版 社 出版
北京东黄城根北街 16 号
邮政编码:100717
http://www.sciencep.com

北京凌奇印刷有限责任公司印刷
科学出版社发行　各地新华书店经销

*

2019 年 1 月第　一　版　开本:787×1092　1/16
2024 年 4 月第八次印刷　印张:9
字数:210 000

定价:**58.00 元**
(如有印装质量问题,我社负责调换)

郁　序

"实践—理论—再实践"是一个不断提高的过程，我在半个多世纪的肿瘤防治临床实践中，从医疗、教学、科研中不断探索中医、中西医结合治疗肿瘤的经验和理论，总结中医及中西医结合治疗肿瘤的规律，特别在西医肿瘤研究不断发展的情况下，如何充分发挥中医药在肿瘤综合治疗中的作用，使中西医有机地结合，有效地分工合作，提高疗效，使患者获益。我们强调中医药在肿瘤治疗过程中全程参与，走出了一条具有中国特色的中西医结合治疗肿瘤的道路。

肿瘤病是多种多样、非常复杂的，包括内、外、妇、儿各科，人体气血、脏腑、经络等，以及神经、内分泌代谢等多方面，因此，作为肿瘤科医生就必须具备坚实的病理、生理和各临床学科的基础知识，并不断提高。

在肿瘤治疗上，我提出了中医及中西医结合治疗的四个基本原则，即辨病治疗与辨证治疗相结合、祛邪治疗与扶正治疗相结合、局部治疗与整体治疗相结合、阶段治疗与长期维持巩固治疗相结合。这四大结合治疗的原则要贯彻治疗的始终，而且中医、西医均应遵守，才能取得更好的疗效。

中医学的传承，特别是对老中医数十年医教研经验和理论的传承和发挥是非常重要的。多年来，有幸在国家中医药管理局的领导下，我带了三批国家级高级徒弟，他们不但完成了传承任务，而且更将中医学的理论和经验发扬光大。在跟师临床实践中，潜心体会老中医对各种恶性肿瘤辨证处方、立法、遣方的经验，写出体会小结，整理成册，以便交流和传承。

张青主任医师（教授）和富琦主任医师（博士）是我带的第五批国家级高徒，他们学有所成，在肿瘤临床一线做出了贡献，一定会"青出于蓝而胜于蓝"，做出更大的成绩。该书正是他们带领他们团队总结我的经验而成，加上每篇都有我的阅评意见，也可作为中医学术思想和经验传承的一项成果，可供同道及中西医肿瘤专业医师及研究人员参考。

2017 年 12 月 12 日于北京枣园

刘　序

  中医学历史悠久，辨证论治是中医认识和治疗疾病的基本思维方法，有六经八纲、卫气营血、脏腑经络等诸多辨证方法，深受历代医家重视。所有辨证论治的核心，皆不能脱离疾病的概念，离开了疾病谈辨证论治就如同空中楼阁，无法把握疾病的总体特征。辨证论治想要达到最终目的，则要落实到治疗的方药上，即"病""证""治"统一。

  虽然古代医家无法借助现代仪器设备对肿瘤进行明确的病理诊断，但部分论著中对肿瘤已略有涉及。肿瘤病可分见于内、外两科，两者在无形层面皆认可天人相应、升降浮沉、离合出入的气化理论，在有形层面均认可"脏腑在内，五体位外，经络联系其间，气血运行其内"的结构模型。但在具体的辨证体系、用药方式、治疗肿瘤手段上内、外两科差异较大。外科善用酒、膏、油、茶等药，对于显露于外的肿瘤有脓、痈、疡、痛之辨，治法有消、托、补三法；内科除汤剂之外，亦善用丸、散、膏、丹等药，有癥瘕、积聚之别，治法则主分攻、消、散、补四类。中医肿瘤学与内、外两科密切相关，终因古代条件受限，乏人顾及，至于肿瘤专著更无论矣。

  首都医科大学附属北京中医医院名老中医郁仁存先生从事肿瘤中医及中西医结合研究 40 余年，披坚执锐，拓土开疆，1983 年由其主编的《中医肿瘤学》第一次建立了完整的中医肿瘤学辨证论治、理法方药体系，是现代中医肿瘤学的奠基之作。郁老总结出一整套中西医结合治疗癌症的经验和理论，其中内虚学说、平衡学说与气虚学说丰富了中医肿瘤学的理论。该书为郁老多年经验总结，以疾病概念为纲领进行专病论治，以病证结合为核心，因病析证论治选方用药，同时对治疗肿瘤的相关中药进行规律总结，付出与收获并存，希望该著作呈献给大家，能使更多同道从中受益。

2018 年 1 月 15 日

前　言

郁仁存教授，首都国医名师，著名中西医结合肿瘤专家，从事临床肿瘤治疗工作 50 余年，在肿瘤治疗方面病症结合，选药精湛，疗效突出，形成了自己独特的见解。笔者跟随郁教授学习侍诊多年，受益良多。现将其治疗肿瘤的临床经验进行总结，以飨同道。

郁教授认为，肿瘤是一个全身性疾病的局部反映，是一个全身属虚、局部属实的疾病，需要"整体与局部相结合"的治疗，需要"扶正与祛邪相结合"的治疗；肿瘤作为一种慢性消耗性疾病，需要一个系统的综合性治疗，需要"辨病与辨证相结合"的治疗；肿瘤的治疗，不可能是速胜的，更多地需要"持久战"，需要阶段治疗与长期调摄巩固维持相结合。

本书主要包括"专病论治""中药在肿瘤治疗中的应用""经验方及古方应用"三部分。"专病论治"分论郁教授对肺癌、乳腺癌、胃癌等 18 种单一肿瘤病种的治疗经验，主要包括病因病机、中医辨证论治、中西医结合治疗及应用举例；"中药在肿瘤治疗中的应用"涉及常见化疗药物的临床性能初探及补益类药物、化痰散结药物、虫类药物、清热解毒药物、化瘀类药物的应用，主要包括临床应用、注意事项及典型病例；"经验方及古方应用"中分享了郁教授运用经验方及古方治疗肿瘤并发症等方面的经验。以上各部分均有郁教授点评，以更好地对郁教授经验进行总结。

限于编者的水平，本书还不能全面反映郁教授的学术思想和临床肿瘤治疗经验，对本书中存在的不足及欠缺，欢迎各位同道批评指正。

编　者

2018 年 9 月 1 日

目　　录

第一章 专病论治

第一节 鼻 咽 癌

鼻咽癌（nasopharyngeal carcinoma，NPC）是头颈部最常见的恶性肿瘤，在我国南方地区的发病率居全世界首位[1]。该病的治疗是以放疗为主的综合治疗：Ⅰ、Ⅱ期鼻咽癌以单纯放疗为主，Ⅲ、Ⅳ期鼻咽癌采用同期放化疗的方法，这被公认为是目前最佳治疗方案[2]。但是，鼻咽癌经放化疗所引起的多种急慢性并发症，导致患者在放化疗后的无瘤生存期全身情况不佳、生存质量低下，同时又缺乏有效的处理措施，导致鼻咽癌的复发和转移，这是最常见的致死原因，因此，鼻咽癌经放化疗后的处理措施成为治疗研究的重点[3]。郁教授在几十年的肿瘤临床中，积累了丰富的中医治疗鼻咽癌的经验，强调整体与局部、辨病与辨证、扶正与祛邪相结合的原则，总结出了许多有效方药。中药与放化疗结合使用，可减少放化疗的毒副作用，提高患者免疫力，改善患者生活质量，延长患者生存期，现将其经验总结如下。

一、病因病机

正气亏虚是鼻咽癌发生的根本原因，对于鼻咽癌的发生，《外科正宗》认为是"损伤中气"，《疡科心得集》认为是"营亏络枯"，《张氏医通》认为是"营气内夺……病由内生""脱营由于尝贵后贱，虽不中邪，精华日脱，营既内亡"，《马培之外科医案》认为是"肝脾荣损"，多数医家认识到鼻咽癌发生的原因是正气亏虚[4]。郁教授的"内虚"思想与历代各家不谋而合，并且在总结前人观点的基础上，结合鼻咽癌的特点，认为本病的病因病机不外乎正气虚弱，寒凝经络或肝气郁结，损肝伤脾，结痰生瘀，痰瘀互结，日久化毒，即"虚""瘀""痰""毒"，留于鼻咽，最终形成鼻咽癌。

二、中医辨证论治

（1）肺热毒结型：临床多见鼻塞，涕中带血，口苦咽干，头痛，舌质正常，苔薄白，脉滑而有力。此时病情尚属早期，症状不多，治以宣肺清热，消痰散结，常用苍耳子、射干、白芷宣肺利窍；石上柏、草河车、山慈菇、山豆根、茜草根、冬凌草清热解毒；

瓜蒌、胆南星、半夏消痰散结。

（2）气郁痰火型：烦躁易怒，口苦咽干，耳聋耳鸣，头痛，梦乱，唇红绛，颈部肿块，舌边尖红，苔黄白，脉弦滑。常用钩藤、桑叶、夏枯草、龙胆草清肝泻火；野菊花、草河车、白花蛇舌草、冬凌草、金荞麦、蛇莓、石上柏、苍耳子解毒消肿；牡丹皮、玄参、赤芍活血散结。

（3）风毒邪热型：头晕头痛，视物模糊，复视，面瘫舌㖞，鼻塞，流浊涕，口苦咽干，心烦不寐，舌尖红，苔黄厚，脉弦滑或弦数。此类型患者颅神经常被侵犯，治以清热解毒，息风通络，以生地黄、牡丹皮、石上柏、山豆根、虎杖、苍耳子清热解毒；钩藤、全蝎、夏枯草、僵蚕平肝息风；丝瓜络、鸡血藤活血通络。

（4）气阴亏虚型：乏力，口干，咽干，鼻分泌物减少，耳鸣，纳少，甚者头晕，怕冷，舌质红，少苔，少津，脉细弱或细弦。此类患者多发生于放疗之后，治以益气养阴，润肺滋肾，常用沙参、太子参、生黄芪、西洋参、麦冬、石斛益气生津；生地黄、女贞子、山茱萸、山药、五味子滋肾养阴；天花粉解毒生津。

在临床用药中，郁教授认为，临床上要强调辨证论治，但也不能拘泥于以上四种证型，因患者既往的治疗可能影响其证型的变化，应结合患者具体情况处方用药。

三、中西医结合治疗

（1）放疗与中医药结合治疗：郁教授认为，放射线为热毒之邪，在祛除人体邪气的同时，也会损伤人体的正气，伤阴耗气。除此，放疗后患者常出现一些变证，有时见舌质有瘀点、瘀斑，苔白厚腻，有时黑苔，兼有寒湿之邪，此时需要辨明是寒极还是热极，郁教授常寒热并用，如姜、附与芩、连并用，黑苔可速去。①中药增加放疗的敏感性：多项研究表明中医药在减轻放疗毒性、增强抗癌疗效、提高患者生存质量等方面有较大优势[5]。郁教授在辨证论治的基础上，采用活血化瘀药物可改善微循环，从而改善组织缺氧状态，增强放射敏感性。常用的药物有赤芍、莪术、丹参、红花、川芎、三七等。②中药防治放疗毒副作用：鼻咽癌患者接受放疗后，常常出现机体局部或全身的放疗后遗症，常见的症状有口干舌燥、鼻干、吞咽困难、听力下降、恶心呕吐、放射性鼻炎等，这些症状增加了患者的痛苦，郁教授针对上述病情，有经验方如下：芦根 30g，天花粉 15g，麦冬 15g，元参 15g，生地黄 15g，杭菊花 10g，沙参 30g，石斛 15g，女贞子 15g，鸡血藤 30g，川芎 10g，白芷 10g，草河车 15g，冬凌草 15g，金荞麦 15g，白花蛇舌草 30g，生甘草 6g，桔梗 10g。若患者放疗后食欲不佳，胸闷不畅，口干苔厚腻，应理气化滞，健脾燥湿，加枳壳、厚朴、半夏、陈皮、薏苡仁等；如气虚较重，大便溏泄，加生黄芪、党参、白术、茯苓顾护脾胃之气；鼻咽癌放化疗后的中医调护配合中医药治疗，可明显改善患者生活质量，提高生存率。

（2）化疗与中医药结合治疗：化疗常作为中晚期鼻咽癌配合放疗的一种辅助疗法，可提高中晚期鼻咽癌患者的局控率，但是化疗会耗气伤血、损伤肝肾，导致血象下降、骨髓抑制、恶心、呕吐、食欲下降、脱发等不良反应，配合中药益气养血、补益肝肾、降逆止呕的治疗（配合化疗常用方药如下：橘皮 10g，竹茹 10g，白术 10g，茯苓 10g，炙甘草 6g，补骨脂 10g，生黄芪 30g，党参 15g，鸡血藤 30g，女贞子 15g，枸杞子 15g，山茱萸 10g，茜草 10g，焦三仙 30g，鸡内金 10g，砂仁 10g），可明显改善患者化疗的毒副作用，从而保证化疗如期进行。

四、应用举例

王某，男，56 岁，2017 年 8 月 2 日初诊。患者于 2016 年 4 月确诊为鼻咽癌，病理类型为非角化型，化疗 8 周期（具体化疗方案不详）后复查肿瘤缩小，近日复查肿瘤较前稍有增大，现正行第 6 次放疗，肺部 CT 提示肺部多发微小结节。患者既往脑梗死后遗症。现症见：时有鼻干，无流涕，时有嗳气，食后胃脘胀满，眠安，夜尿频，大便调。舌暗红，苔薄白，脉沉细弱。处方：石上柏 15g，冬凌草 15g，金荞麦 15g，草河车 15g，白花蛇舌草 30g，沙参 20g，麦冬 10g，天花粉 15g，浙贝母 15g，黄芪 30g，党参 15g，女贞子 15g，菟丝子 10g，山茱萸 10g，覆盆子 10g，枳壳 10g，厚朴花 10g，焦三仙 30g，鸡内金 10g，砂仁 6g，14 剂，水煎服。患者服用半个月后，诸症减轻，3 个月后复查，肿瘤较前稍有缩小，未诉明显不适症状。

按语 患者鼻咽癌，既往虽行化疗，未行手术，目前肿瘤复发，故用石上柏 15g，冬凌草 15g，金荞麦 15g，草河车 15g，白花蛇舌草 30g 等大剂量的抗癌解毒药物，控制肿瘤的复发转移。患者鼻咽癌的发生，本质为"内虚"所致，所谓"正气存内，邪不可干"，故以黄芪、党参补益正气，女贞子、菟丝子、覆盆子益气固肾，补益的同时，又可治疗患者夜尿频数之症。患者当时正进行放疗，故以沙参、天花粉养阴生津。患者腹部胀满，以厚朴花、枳壳调理气机，使周身之气补而不滞。方中有大剂量凉性的抗癌解毒药物，故以焦三仙、鸡内金、砂仁顾护脾胃。中药配合可减轻放化疗的不良反应，减轻患者不适症状，提高患者生活质量。

郁教授评阅

鼻咽癌为我国南方（特别是两广）常见肿瘤之一，现发现北方亦有鼻咽癌患者，现代医学研究表明鼻咽癌发病与病毒感染、遗传及环境因素有关，特别与 EB 病毒感染有关。

鼻咽癌因发生部位难以彻底根治，目前仍以放疗为主，并辅以化疗，放化疗期间配合中医药可减毒增效，提高远期疗效。放疗期间，放射线的毒热作用常使患者气阴两伤，此时应使用益气养阴、生津润燥中药，活血药可增加局部血供氧含量，对放疗有增效作用，在辨证与辨病治疗相结合的原则下，也常加一些对鼻咽癌有效的中药抗癌药物，鼻咽癌多为鳞状上皮癌，在选药方面考虑以下药物。

鼻咽癌常用的抗癌中草药：北豆根、石上柏、冬凌草、金荞麦、草河车、野菊花、土贝母、山慈菇、龙葵、半枝莲、鹅不食草、白花蛇舌草、天花粉、夏枯草、紫草根、木芙蓉、天葵子、两面针、穿心莲、漆姑草等。

曾有诊断为鼻咽癌的患者单纯用中医中药治疗，但中医药的抑瘤抗癌作用较弱，故在肿瘤导致负荷量大时仍应以放化疗为主要祛邪手段；我曾治疗多位鼻咽癌患者，首选放疗，配合中药治疗，均获良效。

参 考 文 献

[1] 徐震纲. 鼻咽癌解救手术//屠规益，李树玲. 现代头颈肿瘤学 [M]. 北京：科学出版社，2004：465-475.
[2] 张力. 鼻咽癌治疗的新进展 [J]. 临床肿瘤学杂志，2008，13（3）：193-196.
[3] 李平，何跃. 鼻咽癌的中医药治疗进展 [J]. 西南国防医药，2012，22（3）：339-341.
[4] 周小军，田道法. 鼻咽癌古文献研究 [J]. 中华医史杂志，2001，31（2）：115-117.
[5] 张稚鲲，陈仁寿. 鼻咽癌放疗毒副反应的中医药治疗进展 [J]. 国医论坛，2007，22（3）：54-55.

第二节 脑 肿 瘤

脑瘤分为原发性脑瘤和继发性脑瘤，临床上继发性脑瘤即脑转移瘤的发病率相对较高，约占颅内肿瘤的 15%[1]，而原发性脑瘤约占 2%[2]。但原发性脑瘤的复发率高、病死率高、治愈率低。

一、病因病机

郁教授认为脑瘤的基本病机为本虚标实，本虚为肾虚（肾阴、肾精、肾气虚），肾阴不足是根本；标实为风、痰、瘀、邪毒凝聚，蕴结清窍，闭阻脑络，久之蕴育癌毒，形成肿块，变化成癌。中医认为，"脑为髓海"，肾主骨生髓，肾精匮乏，不能生髓充脑，髓海空虚，邪毒易乘虚而入。《本草纲目》云"脑为元神之府"，肾精不足，元神失用，故脑瘤患者多表现为眩晕、头痛、意识障碍等。肾阴不足可以是由先天或后天因素引起，多为平素体弱、气血亏虚、病久耗伤等。肾藏精，肝藏血，精血互可转化，肝肾阴血不足又可相互影响，肾阴不足，致肝阴不足，从而引动肝风，上入脑府。肾阴不足又可致脾气阴亏虚，运化失职，痰浊内生，痰浊易夹风邪循经入脑，痰邪阻滞终致痰瘀互结。由此可见，脑瘤的病位虽然在脑，但与肝、脾、肾三脏密切相关。

二、中医辨证论治

脑瘤的治疗原则为扶正祛邪。扶正以滋补肾阴为本，常以六味地黄丸为主方治疗；祛邪兼以平肝息风、活血化瘀、化痰解毒为法。

1.六味地黄丸的应用

六味地黄丸具有滋补肾阴的功效，主治肾虚精亏。方中熟地黄滋阴补肾，山茱萸补养肝肾，山药补益脾阴，三药配合，肾、肝、脾三阴并补，但以补肾阴为主，是为"三补"；泽泻利湿而泻肾浊，茯苓健脾祛湿，牡丹皮清泻虚热，三药并称为"三泻"。本方补泻兼施，作用平和，可以长期使用。郁教授使用本方时用药也有特点，熟地黄、山药、山茱萸的药量几乎都用12g左右，也就是说降低了六味地黄丸"三补"的用量，相对地加大了"三泻"的用量，进一步验证了"扶正祛邪"的治疗原则。同时辨证施治，肾虚明显者重用补药，以补为主；邪盛者加大泻药的药量，以祛邪为主。同时应用祛邪抑瘤的中草药组成各类加味地黄饮治疗脑瘤。

2. 辨证分型

（1）痰毒积聚型：症见头痛头晕，恶心呕吐，肢体麻木，半身不遂，言语謇涩，身体困重，胸闷痰多，舌淡有齿痕，苔白腻，脉弦滑。治法：化痰解毒，开窍通络。方药：夏枯草、生牡蛎、半夏、石菖蒲、郁金、瓜蒌、白芥子、车前子、白术、蛇六谷、焦三仙、鸡内金加减。

（2）气血瘀滞型：症见头痛头胀，肢体麻木，面色黧黑，口唇紫暗，舌暗红有瘀斑，苔白，脉细涩。治法：活血化瘀，散结开窍。方药：川芎、白芷、全蝎、蜈蚣、鸡血藤、郁金、五灵脂、赤芍加减。

（3）肝风上扰型：症见头晕头痛，耳鸣健忘，烦躁易怒，抽搐震颤，昏迷项强，舌红少苔，脉弦。治法：滋阴潜阳，镇肝息风。方药：夏枯草、钩藤、天麻、僵蚕、生地黄、山茱萸、山药、全蝎、蜈蚣加减。

3. 随症加减

（1）颅内肿瘤导致颅内压升高伴头痛者：加用泽泻、全蝎、蜈蚣、大黄。

（2）痰湿重者：加用泽泻、石菖蒲、郁金、生薏苡仁。

（3）呕吐重者：加用旋覆花、代赭石、陈皮、竹茹、厚朴、半夏。

（4）面部麻木者：用牵正散（白附子、白僵蚕、全蝎）加减，如风邪重者，加防风、白芷等；久病不愈者，加蜈蚣、地龙、桃仁、红花等搜风化瘀通络。

（5）耳鸣重者：虚火上扰明显者，加用牡丹皮、知母、生地黄、鳖甲；肝阳上亢明显者，加用钩藤、天麻。

（6）视物模糊者：肝肾阴虚为主者，加用枸杞子、女贞子、菊花；瘀血阻滞眼部脉络为主者，加用川芎、赤芍、鸡血藤、郁金。

4. 常用的抗肿瘤中药

（1）蛇六谷：辛，温，归肺、肝、脾经，有化痰散积、行瘀消肿之功。陈培丰[3]等证明蛇六谷石油醚萃取物B部位在体外具有抗肿瘤作用，其机制可能与诱导肿瘤细胞凋亡有关。

（2）夏枯草：辛、苦，寒，归肝、胆经，功效清热泻火、明目、散结消肿。可用于治疗瘰疬、瘿瘤、目赤肿痛、头痛眩晕、乳痈肿痛等。实验证明夏枯草提取化合物具有较强的抗肿瘤转移活性[4]。

（3）鸡血藤：苦、微甘，温，归肝、肾经，功效行血补血、调经、舒筋活络。有文献报道鸡血藤的抗肿瘤活性与诱导细胞凋亡密切相关[5]。

（4）白花蛇舌草：苦、甘，寒，归心、肝、脾经，具有清热解毒、利尿消肿、抗癌止痛功效。研究表明，白花蛇舌草中的多种化学成分对各类癌症均具有较好的抑制作用[6]。

5. 虫类药的应用

虫类药多味辛、咸，为血肉有情之品，辛能散能行，行于气分，咸味软坚散结，可入血分，因此虫类药具有活血破血、化痰散结、解毒止痛的功效。脑瘤的形成为有形实邪闭阻脑络，阻碍气血运行，导致脑络虚损。虫类药性善走窜，搜风逐邪，攻坚破积。这一特性决定了其在癌肿治疗中的特殊应用。有大量文献报道，虫类药也具有抗肿瘤的作用。郁教授认为虫类药可入颅、可进脑，常用僵蚕、地龙、全蝎、蜈蚣等。其中僵蚕味辛、咸，性平，功效息风止痉、祛风止痛、化痰散结。地龙味咸，性寒，归肝、脾经，有通经活络、平肝息风之功。全蝎，味辛，性平，归肝经，功效息风止痉、通络止痛、解毒散结，故常在平肝息风方药的基础上，加入全蝎息风止痉。蜈蚣，味辛，性温，归肝经，功效息风镇痉、攻毒散结、通络止痛。全蝎、蜈蚣，此两味药均可息风通络，解毒散结，又有抑瘤作用，蜈蚣息风之力较全蝎强，全蝎通络之力较蜈蚣为胜，故郁教授常两者合用，可通络化痰止痛，广泛用于各种癌症，但虫类药临床上用量切勿过大。

三、中西医结合治疗

目前脑瘤的主要治疗方法有手术、放疗、化疗等。有些脑瘤患者确诊时已属晚期，失去了手术根治的机会，只能依靠放化疗及其他治疗手段，但由于血脑屏障的存在限制了这些治疗在脑瘤中的应用，这也是脑瘤复发率居高不下的重要原因之一。因此，对于脑瘤应尽可能早期诊断，争取行根治性切除手术。

（1）手术联合中医治疗：术前应用中医药治疗，可以增强患者的体质，为手术创造良好的条件。手术治疗极易损伤元气，所以术后培补真阴是根本，再根据患者的病情，兼以祛风通络、活血化瘀、解毒之法。术后联合中医药治疗，扶助正气，清解余毒，并遏制余毒的再次侵袭，防止复发和转移，从而可以延长患者的生存时间，提高生活质量。

（2）放化疗联合中医治疗：放化疗会给患者带来很大的毒副作用，多见乏力、头晕头痛、恶心呕吐及骨髓抑制等，多属脾肾亏虚、气虚血瘀之证。中医认为放疗属于毒热之邪，易耗气伤阴，所以放疗期间要注重益气养阴，常以都气丸方及杞菊地黄丸方加减应用。放疗还常引起黏膜反应如水肿等，治疗水肿时还要兼清放疗之毒热，常用猪苓汤、导赤散加减以清热利水养阴。

郁教授的"内虚学说"认为，机体的平衡是肿瘤稳定、长期生存的基础，其中脾肾功能尤为重要，因此特别重视"健脾补肾法"在肿瘤治疗中的作用。《景岳全书》曰："脾肾不足及虚弱失调之人，多有积聚之病。"脑瘤的病机本为肾精亏虚、肝郁脾虚，再加上放化疗的损害，使脾肾功能更虚，导致机体内环境紊乱，增加了肿瘤复发和转移的可能。因此放化疗期间健脾补肾是主要方法，不仅可以扶正抗邪，还能减轻放化疗的毒副作用，提高患者的生活质量。以六味地黄丸加减补肾填精；白术、茯苓、山药健脾祛湿化痰；焦三仙、鸡内金、砂仁顾护脾胃，有时配合炒麦芽升发胃气。郁教授还常用补阳还五汤益气、活血、通络，以增加血脑屏障的通透性，促进化疗药物进入脑内以提高疗效。现代研究证明补阳还五汤可以增加小鼠血脑屏障的通透性[7]。

四、应用举例

案例一

患者，女，44岁，2015年3月24日初诊。2014年3月行脑髓母细胞瘤（枕骨部位）切除术，术后放疗20次，口服化疗药2个月。现症见：头晕，眠差，气急易怒，偶有心慌，健忘，纳可，二便调，舌暗红，苔薄白，脉沉细。辨证：肝肾阴虚，气虚血瘀证。治法：滋阴补肾，益气活血。处方：生地黄12g，山茱萸12g，山药12g，牡丹皮12g，茯苓12g，泽泻12g，川芎10g，白芷10g，柏子仁10g，郁金10g，益智仁10g，女贞子15g，枸杞子10g，鸡血藤30g，草河车15g，白花蛇舌草30g，天花粉15g，生黄芪30g，太子参15g，焦三仙30g，焦鸡内金10g，砂仁10g，炒酸枣仁30g，首乌藤30g。30剂，每日1剂，水煎服。

2015年5月6日二诊。患者头晕、眠差好转，气急症状也较前有所改善，仍然记忆力差，月经不调，淋漓不净数日，痛经，纳可，大便黏滞，小便可，舌稍暗红，苔薄白，脉沉细。辨证：肾阴亏虚，气血瘀滞证。治法：滋补肾阴，补气活血调经。处方：生黄芪30g，党参15g，当归10g，生地黄12g，山茱萸12g，山药12g，牡丹皮12g，茯苓12g，泽泻12g，补骨脂10g，益智仁10g，艾叶10g，白花蛇舌草30g，龙葵10g，草河车15g，鸡血藤30g，女贞子15g，枸杞子10g，焦三仙30g，焦鸡内金10g，砂仁10g。30剂，每日1剂，水煎服。

患者继续口服上方加减治疗至2017年4月，期间复查无明显异常。

按语 脑髓母细胞瘤目前的主要治疗手段为手术治疗，术后联合放化疗，但由于血脑屏障的限制，传统化疗疗效差，且毒副作用大。患者就诊时为术后、放化疗后，此时肾阴亏虚、气血失调，郁教授在滋补肾阴的基础上加用调理气血、抗癌解毒的药物，放化疗中和化疗后的患者都要顾护脾胃，郁教授用焦三仙、焦鸡内金、砂仁健脾和胃，扶正兼祛邪。患者正处于治疗阶段的巩固期，此时联合中医药治疗，既可以减轻放化疗引起的脏腑失调和气血耗伤，又可以抗癌解毒，维持机体内环境平衡，防止复发转移。

案例二

患者，男，46岁，2015年6月20日初诊。2015年2月行左颞叶胶质母细胞瘤手术（WHO Ⅳ级），术后放疗30次，口服替莫唑胺胶囊辅助化疗，2015年5月复查病灶明显缩小。现时有双膝关节酸软无力，汗出多，偶有头晕，右半身轻微麻木感，说话时词不达意，双眼易疲劳，纳少，眠尚可，二便调，舌淡红，有齿痕，苔薄白，脉沉细弦。辨证：肝肾阴虚，痰毒积聚证。处方：生地黄12g，山药12g，山茱萸12g，牡丹皮12g，茯苓12g，泽泻12g，肿节风15g，蛇六谷30g（先煎），全蝎5g，蜈蚣2条，鸡血藤30g，浮小麦30g，麦冬15g，五味子10g，草河车15g，白花蛇舌草30g，石菖蒲10g，焦三仙30g，焦鸡内金10g，砂仁10g。30剂，每日1剂，水煎服。

2015 年 7 月 28 日二诊。患者多汗症状好转，饭后时有呃逆，反酸烧心，在上方基础上去浮小麦、麦冬，加竹茹 10g，法半夏 10g。后继续口服上方加减治疗，2016 年 3 月复查大致同前。后定期门诊调治。

按语 患者癌毒深厚，虽经手术、放化疗治疗，但余毒犹存，故郁教授在扶正的基础上用大量抗癌药物，如蛇六谷、全蝎、蜈蚣、草河车、白花蛇舌草、鸡血藤等，使癌毒基本得到控制，预防复发转移。患者正处于化疗中，顾护脾胃很重要。中医配合西医治疗，要辨证与辨病相结合，扶正祛邪，以人为本，使邪祛而不伤正。

郁教授评阅

脑为髓海，肾主骨，骨生髓，故脑部生瘤，其根在肾虚，小儿脑瘤多为先天不足，成人则为后天肾虚，我治脑瘤以此中医理论为基本观，扶正以补肾为主，祛邪则根据风、痰、瘀、毒等不同病性，予以辨证施治。

六味地黄汤（九）出自钱乙《小儿药证直诀》，近数十年，我用其"三补""三泻"的综合扶正作用治疗肿瘤。熟地黄滋阴补肾、养血益肝，山茱萸补肝肾、涩精气、补阴助阳，山药健脾益气、补肾涩精，所以此三药补益肝、脾、肾、肺；牡丹皮泻肝入血、清热凉血、活血散瘀，茯苓利湿消肿、健脾和中，泽泻入肾、利水渗湿、化浊降脂为"三泻"，但"三泻"中也寓清补于泻，所以此方对肝、脾、肾三脏受损均有益，特别是肝肾之阴虚。近年现代药理学研究更证明山茱萸、牡丹皮、茯苓均有抗肿瘤、抑癌作用，且亦有抑菌作用，所以我常在肿瘤临证中应用六味地黄汤加味治疗。

脑部有血脑屏障，故许多药物难以入脑，而脑瘤除"正虚"（本虚）外还有邪毒瘀积，所以还应解毒祛瘀。中药中能调补肝、脾、肾三脏功能者可能均与中枢神经及内分泌代谢调节有关。

参 考 文 献

[1] 耿道颖，冯晓源. 脑与脊髓肿瘤影像学 [M]. 北京：人民卫生出版社，2004：315-321.

[2] Stupp R，Gander M，Leyvraz S，et al. Current and futuer developments in the use of temozolomide for the treatlnent of brain tomours [J]. Lancet Oncol，2001，2（9）：552-560.

[3] 陈培丰，常中飞，丁志山，等. 中药蛇六谷石油醚萃取物 B 部位体外抗肿瘤作用的实验研究 [J]. 浙江中医药大学学报，2010，34（6）：913-916.

[4] 徐华影，金妍. 夏枯草抗肿瘤转移活性成分及其作用机制研究 [J]. 中药新药与临床药理，2015，26（3）：351-355.

[5] 滕婧，梁敬钰，陈莉. 鸡血藤的研究进展 [J]. 海峡药学，2015，27（3）：1-6.

[6] Wang Y F，Zheng Y，Ku B S，et al. Anti-tumor activity of Hedyotis diffusa Willd. in mice [J]. Journal of Chinese Pharmaceutical Sciences，2013，22（3）：272-276.

[7] 费洪新，周忠光，韩玉生，等. 补阳还五汤对阿尔茨海默病小鼠血脑屏障通透性的影响 [J]. 时珍

国医国药，2015，26（5）：1028-1031.

第三节 甲 状 腺 癌

甲状腺癌是目前常见的肿瘤，1988—2009 年中国甲状腺癌发病率呈上升趋势[1]。有研究表明其发病率在东部最高而中部最低，城市高于农村，女性高于男性，中年人群高发。电离辐射、碘摄入量、雌激素与遗传因素是甲状腺癌的危险因素[2]。目前其治疗除手术、放化疗外，中医治疗也发挥着不可替代的作用。

一、病因病机

中医学将甲状腺癌归属于"瘿瘤"范畴。中医学对"瘿瘤"的认识源远流长。宋代陈无择的《三因极一病证方论》云："坚硬不可移者名石瘿。"石瘿相当于现代医学的甲状腺癌。宋代《圣济总录》认为："石瘿泥瘿劳瘿忧瘿气瘿，是为五瘿，石与泥则因山水饮食而得之，忧劳气则本于七情，情之所至，气则随之，或上而不下，或结而不散是也""石瘿难愈，气瘿易治"。古人已认识到石瘿的发生与环境饮食及情志因素相关，并且意识到石瘿病情的严重性。《外科正宗·瘿瘤论》说："夫人生瘿瘤之症，非阴阳正气结肿，乃五脏瘀血、浊气、痰滞而成。"宋代《仁斋直指方论·瘿瘤方论》云："气血凝滞，结为瘿瘤。"

郁教授在临床实践中发现，甲状腺癌术后，癌毒虽去，正气已虚，气血津液大伤，证多属虚实夹杂，在机体气阴两虚、气血不足甚或阴阳虚衰的基础上夹有气滞、痰凝、瘀毒内结。郁教授认为，左甲状腺素治疗甲状腺癌术后会出现两种情况，一是太过，表现为"甲亢"证候；二为不及，表现为"甲减"证候，兼有癌瘤存在，久病多虚多瘀，虚实夹杂。故治疗上总体为益气养阴，清热散结，视病情变化而有所偏重，且在致病因素中应重视情志因素的影响。

二、中医辨证论治

1. 辨证分型

（1）阴虚火旺型：症见心悸多汗，失眠多梦，头晕头痛，急躁易怒，眼干目涩，四肢震颤，五心烦热，颜面泛红，腰膝酸软，恶心纳少，大便干燥，消瘦乏力，口干咽燥，月经不调，舌红少苔或剥苔或苔薄黄，脉细数或脉弦细数。治法：多以清热养阴散结为主，阴虚火旺证可偏重于不同的脏腑，当须分脏辨证治之，以心悸多汗、失眠多梦等为主症的心阴虚，方用天王补心丹加减以养心阴、降心火；若是以头晕头痛、急躁震颤等为主症的肝阴虚，方用一贯煎加减以散肝郁、柔肝阴；若是以五心烦热、腰膝酸软为主症的肾阴虚，方用六味地黄丸等加减壮水以制火，滋肾以凉肝；若以恶心纳少、大便干燥为主症的胃阴虚，以沙参麦冬汤加减清热益胃生津。此多为甲状腺癌术后左甲状腺素服用太过所致。

郁教授认为，阴虚火旺主要责之于心肝肾，以上各脏腑虽有偏重，但也相互影响，总的治则为"壮水之主，以制阳光"。表现为心肾不交，肝亦尤其重要。中医五行学说认为，心属火，肾属水，水能制火，在生理情况下，心中之阳下降至肾，能温养肾阳；肾中之阴上升至心，则能涵养心阴。心肾不交多由肾阴亏损，阴精不能上承，因而心火偏亢，失于下降所致。肝在心肾相交的生理病理过程中起到了重要的作用，陈士铎的《辨证录》曰："肾水润而肝不燥，肝血旺而心不枯，心欲交于肾，而肝通其气，肾欲交于心，而肝导其津。"五行之中，水生木，木生火，水不涵木则肝阳上亢，木火上炽则引动心火，心肝火旺于上，肝肾阴亏于下，以至水火既济失调，心肾不交。《素问·天元纪大论》曰："君火以明，相火以位。"肾阴不足，水不济火，心火独亢，故心烦失眠，心悸健忘，腰膝酸软。阴亏于下，火炎于上，故口干津少，五心烦热，舌质红，脉细数，此均为阴虚火旺之象。肝肾阴亏，相火易动，故头晕耳鸣，梦遗。故甲状腺癌术后阴虚火旺常涉及肝、心、肾。

（2）气阴两虚型：症见心悸，自汗，浮肿，胸闷，气促，易伤风感冒，腰酸，背痛，齿摇，脱发，不寐，耳鸣，消瘦，疲乏无力，食欲不振，胃脘饱胀，口干咽燥，手足心热，大便溏薄，舌质红或淡红，苔薄白，脉缓无力或结代或细或细数无力。治法：益气养阴散结。郁教授处方多以黄芪、党参、白术、茯苓、南沙参、女贞子、枸杞子、石斛、草河车、莪术、白花蛇舌草、山慈菇为主。

处方中黄芪、党参、白术、茯苓有补气的功效，虚证患者往往内分泌功能呈不同程度的退行性变化，补气药有促进肾上腺皮质激素分泌或对其分泌有双向调节作用，提高免疫力。若心悸、自汗、失眠、脉结代突出者，则为心气虚，加用酸枣仁、远志、茯神养心安神；若胸闷、气促、容易伤风感冒突出者，则为肺气虚，加用黄芪、白术、防风补虚培元，顾护肌表；若以腰酸、背痛、齿摇、脱发、不寐、耳鸣突出者，则为肾气虚，加用桑寄生、杜仲、牛膝、狗脊等补肝肾，强腰膝；若出现脾胃亏虚的临床表现，如乏力、浮肿、食欲不振、胃脘饱胀、大便溏薄、舌淡苔白腻、脉缓无力等，加用党参、白术、茯苓、黄芪等补气健脾。

（3）痰瘀互结型：症见胸闷，纳差，或有月经不调，唇甲紫暗，面色黯然，舌暗红伴瘀斑或舌下络脉瘀滞，苔薄白或淡黄，脉细涩。治法：化痰行瘀散结。方药：海藻玉壶汤。

郁教授常用药有海藻、昆布、青皮、陈皮、半夏、胆南星、浙贝母、甘草、当归、赤芍、川芎、丹参、白僵蚕、白芥子、莪术。郁教授认为久病入络，常引用叶天士《临证指南医案》的思想：大凡经主气，络主血，久病血瘀，初为气结在经，久则血伤入络。郁教授也指出久病气机逆乱，气有一息之不通，则血有一息之不行，气滞则瘀血易生。甲状腺癌作为慢性病，术后易生痰瘀互结之证。痰瘀互结源于痰瘀同源，痰阻则血难行，血凝则痰易生；痰停体内，久必化瘀，瘀血内阻，久必生痰。由于痰瘀相伴为患，在具体治疗时需分清二者先后及主次关系。治痰治瘀虽然主次有别，但痰化则气机调畅，有利于活血；瘀祛则脉道通畅，有助于清痰，是"痰化瘀消，瘀去痰散"之意。遣方选药以平稳有效为原则，慎用毒猛辛烈之品。其次，当调补五脏，即"见痰休治痰，见血休治血"。再次，当疏利气机，因"气行则痰行""气行则血行"。最后，当注意求因定位，辨证分治。以上几点在甲状腺癌术后痰瘀互结调治方面尤为重要。

2. 特色方药

郁教授治疗甲状腺癌，化痰散结药多选择半夏、海藻、昆布、牡蛎、僵蚕等；化瘀散结药多选择莪术、穿山甲、鸡血藤、桃仁、红花等；解毒散结药多选择猫爪草、夏枯草、山慈菇、黄药子、半枝莲、白花蛇舌草、蒲公英、草河车等；行气散结药多选择陈皮、枳壳、川楝子、柴胡、玫瑰花、佛手、香附、郁金等，另外，要结合患者体质，适当选用调补五脏之品。

三、中西医结合治疗

1. 外科手术与中医药结合治疗

甲状腺癌主要以手术切除为主，手术多伤及人体气血，故郁教授常用鸡血藤、枸杞子、山茱萸、当归、生黄芪、党参等补益气血，同时加以猫爪草、浙贝母、夏枯草、海藻、黄药子等化痰散结。甲状腺癌手术后，由于局部组织受损，结缔组织增生，血管淋巴管堵塞破坏，使软组织弹性下降，形成临床上常见的局部硬化凸起，故在辨证施治基础上加用动物类中药，如地龙、僵蚕，取其通经活络、软坚散结之力，以达到疏通经脉、重建侧支循环、恢复软组织弹性、软化局部瘢痕之目的。

2. 放疗与中医药结合治疗

^{131}I 放疗是甲状腺癌治疗方法之一，其属于中医的热毒范畴，易耗伤人体津液，故郁教授常用沙参、麦冬、石斛、百合、五味子、天花粉、山茱萸等滋阴养血。对于放疗后出现咽喉肿痛者可加牛蒡子、冬凌草、金荞麦等；骨髓抑制者可加鸡血藤、山茱萸、土大黄、茜草、大枣等；口咽鼻干燥者可加沙参、麦冬、天花粉、石斛等；恶心呕吐者可加法半夏、陈皮、茯苓、白术等。

郁教授评阅

多年来甲状腺癌的发病率一直呈上升趋势，老年人、中年人、青年人都有发病可能，中年人、青年人多见，以中西医结合治疗为主，古代有"石瘿难愈"之说，所以我不主张单纯中药治疗，早期、中期以手术、放疗为主，结合中医药的全身调治效果更好。甲状腺是内分泌器官，与全身代谢密切相关，中医药治疗注重扶正与祛邪相结合的整体治疗；手术、放疗是针对病灶的局部消除。在整体治疗中与内分泌系统关系密切的当属肝、脾、肾三脏，我在治疗甲状腺癌过程中常用六味地黄汤加减，目的是用"三补三泻"调理肝、脾、肾三脏，另有痰瘀，故合用化痰祛瘀的药物扶正祛邪治疗。当然，中医一定要辨证施治，癌症患者多有虚实夹杂，其中气虚多见，常用益气药补先天、后天之气以固本。

古代用黄药子酒治疗石瘿有一定效果，其用量以不醉为度；近代药理学研究发现黄药子确有抗癌作用，其有效成分是酒溶性的，可见古代医家的经验是可贵和规范的，但黄药子有毒，剂量有限制，临床上应慎用，特别是现代有手术、放疗等有效手段，就不必采用"以毒攻毒"的中药了。

参 考 文 献

[1] 孙嘉伟，许晓君，蔡秋茂，等. 中国甲状腺癌发病趋势分析 [J]. 中国肿瘤，2013，22（9）：690-693.
[2] 董芬，张彪，单广良. 中国甲状腺癌的流行现状和影响因素 [J]. 中国癌症杂志，2016，26（1）：47-52.

第四节 肺 癌

Ⅰ 小细胞肺癌

肺癌是目前世界上最常见的癌症之一，也是死亡率最高的癌症之一，小细胞肺癌（SCLC）占肺癌的 15%～20%[1]。目前对肺癌治疗的中医、中西医结合研究多集中在非小细胞肺癌（NSCLC），而 SCLC 的生物学行为和临床表现与 NSCLS 有很大不同，其早期诊断困难，恶性程度高，倍增时间短，总体生存率低，转移早而广泛，对化疗、放疗敏感，初治缓解率高，但极易发生继发性耐药，容易复发，治疗以全身化疗为主[2]。

一、病因病机

中医文献中虽无肺癌及小细胞肺癌之病名，但在中医古籍中有很多类似小细胞肺癌的症状、体征，并据此命名。《黄帝内经》中就有"息积""息贲""肺积""肺壅""肺疽""肺痿"等。如《素问·咳论》曰："肺咳之状，咳而喘息有音，甚则唾血……而面浮肿气逆也。"《难经》记载"肺之积，名曰息贲，在右胁下，覆大如杯。久不已，令人洒淅寒热，喘咳，发肺壅。"《素问·奇病论》云："病胁下满气逆，二三岁不已……病名曰息积，此不妨于食……"《素问·玉机真藏论》指出"大骨枯槁，大肉陷下，胸中气满，喘息不便，内痛引肩项，身热、脱肉破䐃"。中医关于肺癌的记载历史悠久，各家对肺癌机制的临床探讨论述不一。

郁教授认为 SCLC 起病的原因是正气内虚和邪毒内结，而邪毒是致病的重要原因。其病机有正气内虚、邪毒侵肺、痰瘀内结三点。病位在肺、脾、肾三脏，以肺、脾为主，病久则及肾。患者内虚为本，肺气不足，加之有些患者长年吸烟、热灼津液、阴液内耗，致肺阴不足，气阴两虚，肺宣降失司，外邪得以乘虚而入，客邪留滞不去，气机不畅，津液失于输布，凝聚为痰，痰凝气滞，气滞血瘀，痰瘀互结，毒邪炽盛，痰瘀毒内蕴，久而成积[3]。

二、中医辨证论治

（1）阴虚热毒型：临床多见干咳少痰，或痰少而黏，或痰中带血，胸痛气短，口干，心烦，眠差，或潮热盗汗，大便干，舌红或暗红，苔薄黄或薄白，脉细数。治法：养阴清热、解毒散结。处方：南沙参、北沙参、生地黄、前胡、天花粉、石斛、天冬、麦冬、地骨皮、苦杏仁、贝母、地骨皮、鳖甲、金荞麦、冬凌草、白花蛇舌草等。

（2）痰毒蕴肺型：临床多见痰多咳重，胸闷纳呆，便溏虚肿，神疲乏力，舌淡胖质暗，苔白腻，脉滑或滑数。治法：健脾化痰，解毒清肺。处方：陈皮、白术、茯苓、党参、生薏苡仁、半夏、胆南星、前胡、草河车、龙葵、白花蛇舌草等。

（3）血瘀毒结型：以咳嗽不畅，气急胸痛，如锥如刺为主症，此型较重，已侵及胸膜或骨，产生剧痛，致气机不畅，气滞毒瘀，痰气互阻更加重了气滞血瘀。治法：理气化滞，活血解毒。处方：桔梗、枳壳、紫草、徐长卿、桃仁、杏仁、干蟾、石见穿、铁树叶、草河车、茜草、制大黄、延胡索、龙葵等。

（4）肺肾两虚型：患者久病，体力较弱，不耐攻伐，临床可见动则喘促，咳嗽气短，咳痰无力，胸闷腹胀，面色苍白，腰膝酸软，乏力自汗，肢凉畏冷，舌质偏淡，苔白或白腻，脉沉细无力，右寸、尺脉弱。治法：温补肺肾，益气解毒。处方：生黄芪、太子参、白术、茯苓、五味子、补骨脂、炮姜、仙茅等。

小细胞肺癌证型中以毒邪为重，临床上，要增加抗肿瘤药物种类和剂量；同时，小细胞肺癌证型复杂，合并证多，加之一般多配合西医放化疗，证型变化多端，临床用药也要随证变化。故临床辨证论治时，不能拘泥于以上四种证型，应结合患者情况处方用药。

三、中西医结合治疗

小细胞肺癌恶性程度高，倍增时间短，转移早而广泛，在发生发展的早期已转移到肺门和纵隔淋巴结，并由于其易侵犯血管，在诊断时多已存在肺外转移，故难以通过手术治疗，主要依赖化疗或放、化疗综合治疗，虽然初治缓解率高，但易耐药，易复发，伴随放化疗还有一系列急慢性毒副作用。因此，对于小细胞肺癌应当尽可能早期诊断，在还未发生纵隔淋巴结转移时行手术切除，再加以放化疗和中医中药治疗等手段进行综合治疗，以延长生存时间，提高生存率。

（1）中医配合化疗：小细胞肺癌通常发现时已广泛转移，失去手术机会，临床常以化疗为主要治疗方法，但化疗给患者带来较大的毒副作用，有的药物甚至还有远期毒性。例如，某些化疗药物能抑制免疫，使本已免疫力低下的患者机体更加虚弱，出现一系列消化道反应和骨髓抑制现象。郁教授认为化疗药物常损伤气血，多使患者脾胃失调，肝肾亏虚。患者化疗后常出现胃脘胀满、食欲减退、恶心、呕吐、腹痛、腹泻等症状，临床常用橘皮竹茹汤、香砂六君子汤、旋覆代赭汤加减，药物选取橘皮、半夏、竹茹、党参、焦白术、砂仁、代赭石、旋覆花、枳壳、麦冬、生姜、大枣等。骨髓抑制主要见患者化疗后出现贫血、白细胞下降、血小板减少等，临床可表现为头晕、眼花、疲乏无力、精神不振、心悸气短、失眠汗多等各种虚弱症状。治以益气补血、健脾益肾为主，方用升血汤配合滋补肝肾药物，常用药物：生黄芪、黄精、女贞子、枸杞子、菟丝子、太子参、白术、茯苓、泽泻、鸡血藤、炙甘草、赤芍、肿节风、鸡内金、砂仁、熟地黄、当归等。临床依照中医理论辨证论治的原则来使用这些药物，与化疗相结合，两者相辅相成，相得益彰，在化疗控制肿瘤的同时，增效减毒。

（2）中医配合放疗：小细胞肺癌转移时间早、部位广，临床中对明确有胸部、脑或者其他部位发现转移病灶的小细胞肺癌患者，在化疗中或者化疗后常给予全剂量局部放疗；对未现脑转移的患者行预防性颅脑放疗，可显著降低脑转移发生率。但放疗只能达到对肿瘤局部的杀灭和控制，同时引起一系列全身和局部的毒副作用。郁教授认为，放射线属高温疗法，虽可杀癌毒，但也易伤阴耗气，损伤脾胃运化功能，同时阴虚内耗导致血液运行不畅，瘀血内生。放疗同时配合中医药治疗，可以降低毒副作用，巩固疗效，防止复发和转移。

放疗所致的全身反应主要表现为放疗中、后患者出现干咳，无痰或少痰，口干咽干，食欲降低，低热乏力，大便干结，舌红少苔，脉细数。辨证为热毒伤阴，治以清热解毒、益气养阴、凉血活血为主，常用药物：金银花、连翘、沙参、麦冬、生地黄、赤芍、牡丹皮、牛蒡子等。许多患者放疗后不但出现上述一系列症状，而且还见舌质瘀暗，肌肤干燥，色素沉着，舌上瘀斑等血瘀证，防治这些毒副作用就要根据中医理论，临床辨证立法处方，治以清热解毒、活血化瘀为主，常用药物：鸡血藤、女贞子、生地黄、玄参、忍冬藤、桔梗、生甘草、川芎、丹参等。

对放疗可能出现的并发症，我们常采取防治结合原则。放疗造成的放射性肺炎，主要表现为刺激性干咳，无痰或少痰，胸闷，气急，口干咽燥，纳差乏力，严重者出现呼吸困难，发绀。在起初出现以上症状时，常以麻杏石甘汤加减，常用药物：麻黄、杏仁、石膏、甘草、麦冬、沙参、枇杷叶等；为防止放疗后患者放射性肺炎的发生或急性期放射性肺炎患者病情的加重，临床常应用益气养阴，化瘀祛痰为主的药物加以防治，常用药物如太子参、天冬、沙参、麦冬、瓜蒌、杏仁、桔梗、百部、天花粉、女贞子、枇杷叶等；当患者病情加重，出现放射性肺纤维化时，要增加活血化瘀之品，如牡丹皮、赤芍、桃仁、儿茶等；放射性皮炎可用首都医科大学附属北京中医医院配制的"血余蛋黄油"外用治疗；在进行预防性脑照射时，常配合利尿通便药物，如车前子、萹蓄、滑石、猪苓、赤小豆、熟大黄、杏仁、当归等以减轻脑水肿及降低颅内压。

四、应用举例

案例一

患者，男，52岁，2012年11月19日初诊。胸部CT示：左上肺中心型肺癌并远端阻塞性肺炎、右侧第三肋骨转移。肺组织病理：小细胞肺癌。全身骨显像：多发转移。诊断为：左肺上叶小细胞肺癌（广泛期）。症见：咳嗽，痰多，时有憋气，纳眠可，二便调。2012 年 12 月 6 日给予患者第一周期 CE 方案全身化疗，同时配合中药汤剂，时 WBC 5.44×10^9/L，NE% 74.6%，HGB 129g/L。化疗第 5 日，患者咳嗽，痰少，恶心，呕吐，纳差，二便尚可。舌暗红，苔薄黄，脉沉滑。处方：橘皮 12g，竹茹 12g，大枣 6 枚，生姜 10g，代赭石 10g，旋覆花 10g，甘草 6g 等加减用药。化疗第 8 日，患者咳嗽、恶心、呕吐改善明显，便秘，偶有腹痛，余无明显不适。舌暗红，苔黄厚，脉沉滑。处方：柴胡 15g，黄芩 9g，熟大黄 10g，枳实 9g，法半夏 9g，白芍 12g，大枣 4 枚，生姜 10g 等。化疗第 13 日，患者恶心、呕吐、便秘症状改善，出现疲乏无力、精神不振、心悸气短、失眠汗多症状，舌暗淡，苔薄白，脉沉弱。处方：生黄芪 30g，炒白术 10g，鸡血藤 30g，枸杞子 10g，菟丝子 12g，黄精 15g 等。顺利完成第 1 周期化疗方案，时 WBC 4.17×10^9/L，NE% 79.4%，HGB 119g/L。在中药配合治疗下，患者顺利完成 4 周期化疗，时患者偶有咳嗽，痰少，纳可，眠安，无乏力，精神佳，二便调；血象正常，复查肺部 CT 提示肿块较前缩小，骨扫描未见明显新发，肿瘤控制可。

按语 患者小细胞肺癌广泛期，全身多发骨转移，身体较为虚弱，但由于小细胞肺癌对化疗敏感，且患者之前未行化疗，故化疗为其首选方案，但化疗药物造成的各种毒副作用，往往使一些患者被迫放弃化疗，此时中药发挥了不可取代的作用。在化疗的 5～7 日，化疗药物所致的胃肠道反应较重，脾胃乃后天之本，后天之本不足，必然会导致机体更加衰弱，耐受化疗能力降低，根据该患者的症状，此乃胃虚有热之症，故予橘皮竹茹汤补胃虚、清胃热对症治疗，以巩固后天之本，增强正气，协助化疗顺利进行；该患者呕吐症状好转后出现便秘，根据舌脉，予和解少阳、内泻热结之大柴胡汤对症治疗；化疗后的 7～14 日，骨髓抑制症状开始显现，患者有明显的虚弱征象，此时予患者补益气血、滋补肝肾的药物，可增强正气，保证化疗顺利进行。

案例二

患者，男，60 岁，2013 年 2 月 6 日初诊。右肺小细胞肺癌发现 2 周，多发转移。既往冠心病病史。化疗 1 次后肺部 CT 示：肿物较之前缩小，由于心肌梗死发作，暂停化疗。时下患者胸腔积液，双下肢水肿，肌酐 170.0μmol/L，尿素氮 10.0mmol/L，胸闷，气短，咳嗽，纳尚可，眠稍差，二便调。舌暗淡，苔白，脉沉滑。辨证：阴虚毒热，肺肾两虚。治以养阴清热，健脾补肾为主。处方：葶苈子 15g，桑白皮 15g，地骨皮 15g，草河车 15g，蛇莓 15g，半枝莲 15g，土茯苓 15g，龙葵 20g，白花蛇舌草 30g，车前草 15g，山茱萸 12g，泽泻 12g，生地黄 12g，牡丹皮 12g，茯苓 12g，鸡血藤 30g，焦三仙 30g，鸡内金 10g，砂仁 10g，炒酸枣仁 30g，首乌藤 30g。

2013 年 3 月 6 日二诊。患者胸闷、气短、水肿、睡眠症状明显缓解，胸部 CT 示：胸腔积液较之前减少。肌酐 130.0μmol/L，尿素氮 6.2mmol/L，均已正常，时患者仍有咳嗽，在上方基础上去炒酸枣仁、首乌藤，加前胡 10g，杏仁 10g。

2013 年 5 月 10 日三诊。患者无胸闷喘憋，咳嗽偶有，时有乏力、气短，纳眠可，二便调。处方：龙葵 20g，草河车 15g，白花舌蛇草 30g，浙贝母 15g，生黄芪 30g，党参 15g，女贞子 15g，枸杞子 10g，鸡血藤 30g，白芍 12g，白术 10g 等，一个月后患者各项症状均有好转。后患者每月复诊，坚持治疗，单纯中药治疗 2 年余，每 3～4 个月复查一次，现病情稳定，无特殊症状。

按语 小细胞肺癌，其恶性程度极高，转移破坏能力强，即邪气异常亢盛，机体正气明显受损，病情加速进展。此时疾病的主要矛盾为邪气亢盛，正虚是由邪气异常亢盛造成，应首先祛除亢盛的"癌毒"，控制病情进展，不能拘泥于正气内虚保守治疗，如果因患者身体虚弱而放弃放化疗及抗癌解毒的中药等攻邪手段，会贻误治疗疾病的时机，使疾病进一步恶化。我们此时应遵循"有故无殒，亦无殒也""有病则病当之"的原则，采用有效的抗肿瘤治疗，只要治疗对症，且严格掌握用药剂量和方法则可"直攻其邪"，减弱"癌毒"的致病力。故我们在病案中应用龙葵 20g，白花蛇舌草 30g，草河车 15g，蛇莓 15g，土茯苓 15g，半枝莲 15g 大剂量的抗肿瘤药物控制"癌毒"，葶苈子、桑白皮泻肺平喘，六味地黄丸加减补肾利水，炒酸枣仁、首乌藤养血滋阴安眠。抗肿瘤和泄利药物明显大于补益药物，即抓住病情的主要矛盾为邪毒亢盛，并非一味地补益保守治疗，辨证法则准确，故患者症状缓解明显。当癌毒已转换为次要矛盾，内虚作为主要矛盾时，我们再给予补益药物，方可巩固根本，提高疗效。

五、小结

总之，因小细胞肺癌恶性程度高，倍增时间短，转移早而广泛，且早期诊断困难，对放化疗敏感，易发生继发性耐药，在临床上，我们要尽早对其诊断，治疗上中西医结合，在中医药配合放化疗时，要根据放射线、化疗药物的特性，合理用药增效减毒；对继发性耐药或其他原因而致的不能放化疗，即仅单纯依靠中医药治疗时，一定要参透小细胞肺癌独特的病因病机，准确辨证，抗邪与扶正拿捏得当，运用"有故无殒，亦无殒也"的思想遣方用药。中医药治疗小细胞肺癌独特的治疗方式与其他治疗方法结合，兼顾了整体与局部、宿主与癌毒、症状与疾病等不同的方面，在临床肿瘤治疗中中医药日益显示出重要价值。

郁教授评阅

小细胞肺癌是肺癌中的一种病理类型，其生物学特性不同于非小细胞肺癌，其分化程度低，对抗肿瘤治疗敏感度较高，但极易产生耐药性而复发，转移率高。因放化疗较有效，本病治疗要选用放疗及化疗，放化疗期间有可能达到短期肿瘤消失的效果；中医药在中西医结合治疗中发挥着扶正及整体调治的优势，可减轻放化疗期间不良反应，增强治癌效果，并在防止复发和扩散上发挥一定作用，短期疗效更好。

在小细胞肺癌晚期因病情无法用放化疗时，单纯用中药治疗，因中药的抑癌效果小而缓，所以要控制急速发展的小细胞肺癌，就要侧重用抗癌祛邪的中草药。处理好扶正与祛邪、整体与局部、宿主与癌毒的关系，做到辨证与辨病相结合才可取得疗效，文中病例可供参考。

参 考 文 献

[1] Pallis AG，Shepherd FA，Laombe D，et al. Treatment of small-cell lung cancer in eldery patients ［J］. Cancer，2010，116（5）：1192-1200.

[2] 陆再英，钟南山. 内科学 ［M］. 第7版. 北京：人民卫生出版社，2008：133-134.

[3] 郁仁存，王笑民，徐咏梅. 郁仁存中西医结合肿瘤学 ［M］. 北京：中国协和医科大学出版社，2008：216.

Ⅱ 非小细胞肺癌

非小细胞肺癌与小细胞肺癌相比，它的癌细胞分裂较缓慢，扩散转移速度也较慢；但其发病率较高，占全部肺癌患者的80%～85%[1]。近几年其发病率逐年增高，无论是在我国还是在全球，都已成为致死率最高的肿瘤[2]。根治性手术切除是早期非小细胞肺癌唯一可能治愈的手段，然而由于非小细胞肺癌的早期临床症状不典型，仅15%的患者可以早期确诊，大多数患者确诊时为中晚期，即使行根治术，其5年生存率仅有35%～50%。

一、病因病机

中医认为肺主气、司呼吸、开窍于鼻，外合皮毛，为娇脏而不耐寒热。中医古籍中没有明确出现过"非小细胞肺癌"这个病名，其临床表现与典籍中的 "息贲""肺痈""肺痿""咳嗽""咯血"等症状一致。在《黄帝内经》中有过类似肺癌的记载，如《素问·奇病论》说："病胁下满气上逆……病名曰息积，此不妨于食。"《难经》对肺癌的记载："肺之积，名曰息贲。"宋代医家严用和在《严氏济生方》中对肺癌的认知为："息贲之状，在右胁下，大如覆杯，喘息奔溢，是为肺积。"宋代《圣济总录》说："肺积息贲气胀满，咳嗽涕唾脓血。"明代张景岳在《景岳全书》中则有如下的描述，类似于晚期肺癌喉返神经压迫而导致的声音嘶哑："劳嗽，声哑，声不能出或喘息气促者，此肺脏败也，必死。"

祖国医学从虚实、内外因的角度出发，认为肺癌主要是正气亏虚，邪毒乘虚而入，以致肺失宣降，气机不畅，因气滞而致血瘀，阻塞络脉，津液输布不利，壅结为痰，痰瘀交阻，日久逐渐形成肺积。郁教授根据多年临床经验，总结其病机为：正气亏虚，邪毒入侵，气机不利，气血痰毒搏结而成。即总的来说肺癌是因虚得病，因虚致实，全身属虚，局部属实的疾病。

二、中医辨证论治

1. 辨证分型

（1）阴虚毒热型：干咳少痰，或痰少而黏，或痰中带血，气短胸痛，心烦寐差，或低热盗汗，口干便干，或咽干声哑，舌质红或暗红，苔薄黄或黄白，脉细数。治法：养阴清热，解毒散结。处方：南沙参、北沙参、生地黄、麦冬、前胡、地骨皮、浙贝母、杏仁、鳖甲、瓜蒌、半枝莲、白花蛇舌草、石见穿等。盗汗甚者加苎麻根、五味子、煅龙骨；咽干声嘶者加石斛、天花粉、玉竹；咯血甚者加仙鹤草、血余炭、侧柏叶。

（2）痰湿蕴肺型：痰多咳重，胸闷纳呆，便溏虚肿，神疲乏力，胸闷发憋，舌质暗或淡胖，苔白腻，脉滑数或滑。此型多见于术后或化疗后的患者，常以健脾化痰，解毒清肺为法。处方：二陈汤加苍术、制南星、前胡、杏仁、猫爪草、白花蛇舌草、龙葵、薏苡仁、金荞麦、生黄芪、桔梗、生甘草等。

（3）气滞毒瘀型：咳嗽不畅，气急，胸痛如锥如刺，便秘口干，痰血暗红，唇暗舌绛，有瘀斑、瘀点，苔薄黄，脉弦或细涩。此型常见于中晚期非小细胞肺癌患者。治法：理气化滞，活血解毒。处方：枳壳、桔梗、降香、紫草、瓜蒌、桃仁、杏仁、白英、龙葵、白花蛇舌草、金荞麦、干蟾、石见穿、茜草等。痛甚者，加延胡索、徐长卿、五灵脂、蒲黄；咯血者加仙鹤草、血余炭、大蓟、小蓟、花蕊石、三七。

（4）肺肾两虚型：咳嗽气喘，动则喘甚，咳痰无力，胸闷自汗，面色㿠白，腰膝酸软，身倦乏力，腹胀便溏，肢凉畏寒，舌淡苔白或白腻，脉沉细无力，右寸、尺脉弱。此型多见于晚期非小细胞肺癌患者。治法：温肾补肺，益气解毒。处方：生黄芪、党参、茯苓、炒白术、防风、浮小麦、枸杞子、女贞子、山茱萸、补骨脂、炮姜、仙茅等。纳呆纳差者，加焦三仙、鸡内金、砂仁；便溏甚者，加山药、儿茶、泽泻，重用苍术、白术。

2. 随症加减

肺癌患者中有5%～15%的患者无症状，仅有影像学异常，对于此类患者郁教授常常扶正与祛邪并用，既以生黄芪、党参、枸杞子、女贞子等健脾补肾，又加化痰散结、抗癌解毒药物，如夏枯草、浙贝母、海藻、草河车、白花蛇舌草、金荞麦、冬凌草等。另外，一部分患者可或多或少地表现出与肺癌相关的症状和体征。现将郁教授辨治经验总结如下。

（1）咳嗽：为肺癌患者的早期症状，常为无痰或少痰的刺激性干咳，当肿瘤引起支气管狭窄时，咳嗽加重。临床治疗时，除了采用现代医学保持呼吸道通畅、改善呼吸外，郁教授常用前胡配杏仁，前者微寒，善宣发肺气，散蕴肺之邪热；后者微温，善肃降肺气，止咳平喘，二者配伍，一寒一温，一宣一降，肺气宣发肃降正常，则咳嗽喘息自平。对于咳血痰或咯血患者，常用仙鹤草、血余炭、茜草炭、三七、蜂房、白及等凉血化瘀止血的药物。

（2）胸闷、气短：约10%的肺癌患者有不同程度的胸腔积液，胸腔积液压迫可致患者胸闷、气短。郁教授善用葶苈大枣泻肺汤合泻白散加减治疗，其方药组成为葶苈子15g，大枣10g，桑白皮15g，地骨皮15g。郁教授认为，恶性胸腔积液有别于一般炎性胸腔积液，属器质性病变，单纯治以清热泻肺，难见佳效，故在清热泻肺的基础上，常加用抗癌解毒之剂。

（3）头痛：大多数非小细胞肺癌患者确诊时已为中晚期，或伴有近远处转移。发生脑转移的常见症状即头痛。郁教授治疗的基础配伍是全蝎5g，蜈蚣2条，威灵仙

10g，川芎 10g。全蝎与蜈蚣，均属虫类药，同归肝经，性善走窜，能通络止痛，解毒散结，为息风止痉的要药；威灵仙配川芎，前者祛风除湿，后者通经活络，二者合用，祛风止痛功效尤为显著；郁教授经多年临床观察发现，四药配伍治疗肺癌脑转移有一定效果。

（4）眩晕、恶心呕吐：常见于脑转移患者经过放疗后发生脑水肿时，临床治疗多以健脾利水为法，基础配伍是白术 10g，茯苓 10g，猪苓 20g，泽泻 15g，车前草 15g，泽漆 10g。

（5）骨痛：为非小细胞肺癌患者骨转移症状，治疗配伍是乳香、没药各 5～10g，郁教授善以乳香、没药配伍，乳香活血，没药散血，皆能止痛消肿、生肌；另外在治疗骨肉瘤或骨转移引起的骨节剧痛时，两药也常相兼为用。治疗顽固性疼痛时，郁教授常以白屈菜、延胡索、徐长卿三药配伍。治疗胁痛时常用金铃子散，以求气血同治。

三、中西医结合治疗

郁教授认为每一种癌症都有它的生物学特性，以及在不同患者身上有大致相同的发生、发展规律，有其形态学变化的共同基础及病理、生理、生化改变的共同规律，这些就是肿瘤辨病的基础[3]。现代医学多将重点放在诊断疾病上，即辨病为主，而中医则侧重在辨证。治疗肿瘤时，将中、西医的辨证与辨病相结合起来，除了诊断清楚患者所患疾病的种类、部位、细胞类型、分期及恶性程度等辨病的内容外，还要清楚患者目前属于中医辨证的何种类型，从而纵观全局。郁教授通过长期的临床实践，不但逐步摸索出辨证施治的一般规律，也逐步探索出辨病与辨证结合治疗的经验与规律，在改善临床症状，提高患者生活质量，降低癌细胞转移率，延长患者生存时间方面疗效显著。

对非小细胞肺癌的治疗，达到手术指标者，首选手术治疗；同时，也要根据分期制定其他治疗方案，如手术、放化疗、中药治疗及三者的有效结合，是治疗非小细胞肺癌的一个重要原则。现代医学根据其组织类型将非小细胞肺癌分为鳞状细胞癌（鳞癌）、腺癌、大细胞癌，临床以鳞癌和腺癌多见[4]。郁教授认为：鳞癌、腺癌因分化起源不同而各具不同病理特点，若用中医药针对不同病理类型治疗肺癌，相当于从源头上解决问题。对此，郁教授的经验为：鳞癌患者多见阴虚毒热型，以干咳少痰，口干便干，或咽干声哑为主症，治当养阴清热，解毒散结。常用药物：金荞麦、冬凌草、石上柏、草河车、夏枯草、浙贝母、前胡、生薏苡仁、瓜蒌、紫草根、北山豆根、苦参等。腺癌及大细胞癌患者多以痰湿蕴肺为主要证型，以痰多咳重，胸闷纳呆，神疲乏力为主症，常兼脾虚之象。常用药物：龙葵、白英、蛇莓、夏枯草、半枝莲、白花蛇舌草、山慈菇。可见，郁教授对不同病理分型的用药虽均以清热解毒祛邪为主，但与各药物在现代医学研究的药理毒理仍具有差距，临床用药时还应当明确病理类型，从而有所侧重。

四、应用举例

案例一

患者，女，62 岁，2013 年 12 月 16 日初诊。患者于 2011 年发现左下肺癌，病理诊断为肺鳞癌。病灶大小：5cm×4cm。未见转移病灶，未行手术治疗，行 NP 方案化疗 2 个疗程，因不能耐受停止，行放疗 15 次。就诊时症见：咳嗽有痰，痰中夹血，胸闷气短，时有喘憋，纳差，眠欠安，二便调，舌淡暗苔白，脉沉细。辨证：气虚血瘀，痰湿蕴肺。治以益气活血，祛湿化痰为法。处方：黄芪 30g，太子参 30g，拳参 10g，金荞麦 15g，冬凌草 15g，夏枯草 10g，浙贝母 10g，前胡 10g，杏仁 10g，桑白皮 10g，桔梗 10g，菟丝子 10g，鸡血藤 10g，丹参 10g，炙甘草 6g，共 30 剂，每日 1 剂，水煎服，饭后服用，早晚各一次。

2014 年 1 月 16 日二诊。患者胸闷气短明显好转，咳嗽稍减，痰中不带血，舌象、脉象明显改善，继续按照原方案治疗 4 个月，患者 CT 复查：病灶大小 4cm×3cm，各项临床症状缓解明显，病情平稳，现继服汤药中。

按语 治疗时应辨病与辨证相结合，患者病理类型为肺鳞癌，主因气虚运化无力，聚而生痰，气虚推动血液无力，血行瘀滞，痰瘀互结，集聚胸中，成为当下之证。故方中用拳参 10g，金荞麦 15g，冬凌草 15g，夏枯草 10g，浙贝母 10g，前胡 10g 等常见抗鳞癌的方药解毒化痰散结，辨病治疗；患者胸闷气短，时有憋气，此为气虚之症，脾主运化，脾气虚，则运化无力，患者纳差，根据郁教授"内虚理论"，癌症患者本属体虚之人，故加太子参 30g，黄芪 30g，桑白皮 10g 补脾益气养阴对症治疗，复诊时可见胸闷气短明显改善；患者咳嗽有痰，痰中夹血，药用杏仁 10g，桔梗 10g，两药一升一降，助肺脏恢复其宣发肃降的生理功能；鸡血藤、丹参之品，活血凉血，所谓"瘀血去则新血生"。全方配伍严密，辨病与辨证结合治疗，疗效实佳。

案例二

患者，男，43 岁，2014 年 9 月 12 日初诊。病理诊断为左上肺浸润性腺癌，淋巴结有转移。患者于 2014 年 3 月行左上肺浸润性腺癌手术，术后行化疗 4 个周期，未行放疗。现症见：咳嗽不重，有痰，色黄，纳稍差，眠欠安，梦多，小便正常，大便尚可。舌淡胖有齿痕，苔薄白，脉沉细滑。辨证属痰毒蕴肺。治以化痰解毒散结。处方：前胡 10g，草河车 15g，白花蛇舌草 30g，白英 30g，龙葵 20g，浙贝母 20g，生黄芪 10g，党参 10g，女贞子 15g，枸杞子 10g，鸡血藤 30g，炒酸枣仁 30g，首乌藤 30g，覆盆子 15g，焦三仙 30g，鸡内金 10g，砂仁 10g。30 剂，每日 1 剂，水煎服，早晚各一次。

2014 年 10 月 31 日二诊。患者几乎无咳嗽，纳可，眠安，但出现大便溏泄，时有腹痛，故在原方案基础上增加茯苓 10g，白术 10g，延胡索 15g 以健脾利湿，理气止痛。

2014 年 11 月 30 日三诊。患者临床原有不适症状均好转，复查未见明显复发及转移。继服郁教授方药至今，各项一般状况良好。

按语 方中前胡 10g，草河车 15g，白花蛇舌草 30g，白英 30g，龙葵 20g，浙贝母 20g 为常用抗肺腺癌药物，使用大剂量的清热解毒、化痰散结药物，旨在有效控制癌毒并防止伏毒复发；生黄芪、党参补益肺气；炒酸枣仁酸甘养心安神；女贞子、枸杞子、覆盆子补肾养精；炒酸枣仁、首乌藤滋补肝阴，敛阴入阳，改善睡眠状态；焦三仙、鸡内金、砂仁养胃护胃，调理脾胃，以补后天之本。此方辨证与辨病、局部与整体、扶正与祛邪相结合，可明显改善患者的临床症状，提高患者的生活质量。

五、小结

非小细胞肺癌是肺癌最常见的组织学类型，发病率较高，然而由于早期临床症状不典型，患者确诊时多为中晚期，或伴有近、远处转移，即使行根治术后，5 年生存率也较低。郁教授对非小细胞肺癌的治疗，强调中西医结合，能进行手术者，首选手术治疗；同时，根据分期制定手术、放化疗、中药治疗及三者有效结合的治疗方法。运用中药治疗非小细胞肺癌时，不仅辨证施治，更强调根据病理分型、分期等不同，做到辨证与辨病相结合治疗；同时，也强调根据临床症状对症施治，以提高患者的生活质量，降低癌细胞转移率，延长患者的生存时间。郁教授治疗非小细胞肺癌的方案，真正做到了中西医的结合与渗透，最大限度地发挥了中医药的作用，指导临床治疗的同时丰富了现代肿瘤学的内涵，使祖国医学逐步从经验医学向循证医学转变。

郁教授评阅

非小细胞肺癌是指病理除小细胞肺癌外的多类肺癌，其中以腺癌及鳞癌多见。非小细胞肺癌占肺癌患者的大部分，是临床最常见的肺癌，各病理类型亦有其各自的特性，所以在肺癌治疗中，对病理类型的辨病诊疗是很重要的。

我一直主张肺癌的中西医结合治疗，发挥西药和中药各自的长处，取长补短、相辅相成，可提高疗效，远期疗效均胜于单纯的西医或中医治疗。

中西医结合治疗肺癌时要遵循和掌握"辨病与辨证""扶正与祛邪""整体与局部""短期与长期"相结合的原则，运用好中医药与手术、放化疗、生物治疗的结合，才能提高疗效，改善患者的生存质量，延长患者的生存期。医者在诊疗时要充分发挥中医药的长期维持和巩固治疗的作用，才能提高患者远期生存率和生存质量，这是数十年对肿瘤中西医结合诊治理念的体会和研究成效。

在中医辨证论治的基础上，我运用中药立方时都要参考扶正抗癌中药的药理学研究，所以我选择用药的理念是运用有抑癌作用的扶正药（寓攻于补），抑癌抗癌而不伤正，甚至有提高免疫的作用（寓补于攻），理解并应用好西药中用，中药西用，以期更好的疗效。这就需要培养肿瘤科医生的中西医功底，真正做到中西医结合治疗。

参 考 文 献

[1] Pisters KM，Vallieres E，Crowley JJ，et al. Surgery with or without preoperative paclitaxel and carboplatin in early-stage non-small-cell lung cancer: Southwest Oncology Group Trial S9900, an intergroup,

randomized, phase Ⅲ trial [J] . J Clin Oncol, 2010, 28 (11): 1843-1849.

[2] 宋勇, 杨雯. 2014 年晚期非小细胞肺癌内科治疗进展 [J] . 解放军医学杂志, 2015, 40 (1): 1-2.

[3] 罗敏. 郁仁存教授治疗肿瘤的学术思想总结 [D] . 北京: 北京中医药大学, 2007.

[4] 陆再英, 钟南山. 内科学 [M] . 第 7 版. 北京: 人民卫生出版社, 2008: 124-125.

第五节 乳 腺 癌

乳腺癌是女性常见的恶性肿瘤之一, 位居城市女性癌症发病的首位, 农村女性癌症发病的第 2 位[1], 近几年其发病率在城市和农村地区均呈上升趋势。总体来讲, 患者生存率相对较高, 因此乳腺癌患者发病期的治疗显得尤为重要。目前, 乳腺癌的治疗主要有手术、放化疗、内分泌治疗和中医药治疗, 中医药治疗在延缓肿瘤进展, 减轻放化疗不良反应, 提高患者生活质量等方面都发挥了重要作用。

一、病因病机

(1) 肝郁气滞是乳腺癌的核心病机: 女子 "以血为本" "以肝为先天", 乳腺疾病患者往往易见肝气郁结之象。郁教授认为, 肝脏喜条达而恶抑郁, 肝气条达则五脏六腑之气通顺, 血、津液畅行无阻, 气血冲和则百病不生。乳腺癌患者多因情志内伤致气机阻滞, 肝气郁结, 气血运行不畅, 久则导致正气亏虚, 有形实邪内生。

(2) 肾亏脾虚是乳腺癌的基本病机: "肾为先天之本", 为五脏六腑阴阳之根本, 闭藏人体精气。郁教授认为, "久病必及肾"。首先, 肾虚是乳腺癌发病、复发、转移的重要原因之一。其次, 手术、化疗及内分泌治疗等方法攻伐邪毒后, 损伤正气, 真阴受灼, 肝肾失养, 则易致痰、瘀、毒结聚而复发转移。再次, 乳腺癌患者多为中老年人, 其肾气渐亏, 加之恐惧、情志不畅等致肝气郁结, 失于条达, 影响冲任二脉, 冲任二脉隶属于肝肾, 而女子又以冲任为先天, 故乳腺癌患者常出现肝肾不足, 治疗上首推补肾。

脾为后天之本, 气血生化之源。肾为先天之本, 是元阴元阳之所, 五脏之阴非此不能滋; 五脏之阳非此不能发。若由于某种原因导致脾或肾的功能失调, 则不仅可见脾阳虚、脾气虚、肾阳虚、脾肾两虚等脾、肾本脏的疾病, 而且很容易影响到其他脏腑。反之, 其他脏腑气血虚衰, 也必累及脾肾。脾和肾相互促进、相互滋养、相互补充, 对维持人体正常的生理功能、防止疾病的发生具有十分重要的作用。正如李东垣所言: "水为万物之元, 土为万物之母, 二脏安和, 一身皆治, 百疾不生"。 若脾肾不足, 则先后天平衡失调, 致使正气内虚, 最易致癌复发转移。

(3) 痰瘀毒互结是乳腺癌的关键病机: 郁教授认为痰、毒、瘀作为病因及病理产物贯穿于乳腺癌发生和发展的整个过程。乳腺癌患者术后虽然瘤体已切除, 但残留于体内的癌细胞不可能通过手术全部清除, 癌毒潜留, 易渐耗人体正气, 促成痰瘀凝滞。在人体正气不支或脏腑功能失衡时，癌毒又可再次死灰复燃或沿络脉、经脉和气血旁窜他处而发生转移。如《温疫论》中说："若无故自发者，以伏邪未尽。"

二、中医辨证论治

1. 辨证分型

（1）肝郁气滞型：临床发病多与情绪因素有关，表现为乳房肿块胀痛，两胁作胀，心烦易怒，口苦咽干，头晕目眩，舌苔薄白或薄黄，脉弦滑。治法：疏肝理气，化痰散结。方药选用柴胡、青皮、郁金、橘叶疏肝理气；当归、白芍养血柔肝；瓜蒌、山慈菇、草河车化痰消肿散结；白术、云苓健脾利湿。若乳房内结节多，可加用夏枯草、浙贝母以化痰散结；疼痛明显者在加强疏肝理气基础上，应用延胡索、白屈菜止痛，或加乳香、没药、三棱、莪术化瘀止痛。

（2）冲任失调型：表现为乳房肿块胀痛，两胁作胀，心烦易怒，口苦咽干，头晕目眩，兼有月经失调，腰膝酸软，五心烦热，目涩，口干，舌质红苔少，脉细数无力。治法：调理冲任，滋补肝肾。方药以六味地黄丸、左归丸或一贯煎为主加减，常用当归、生地黄、熟地黄、白芍、川芎、女贞子、枸杞子滋阴养血，补肾调经；香附、郁金、川楝子、橘叶疏肝理气；山药健脾；夏枯草、瓜蒌解毒散结。

（3）毒热蕴结型：表现为乳房肿块迅速增大，疼痛或红肿甚至溃烂翻花，分泌物臭秽或乳腺癌术后多发转移，消瘦乏力或发热，心烦，口干，便秘，舌质暗红，舌苔黄白或黄厚腻，脉弦数或滑数。治法：解毒化瘀，扶正祛邪。祛邪以龙蛇羊泉汤加减，药用白英、龙葵、土茯苓、半枝莲、半边莲、蒲公英、草河车、白花蛇舌草等解毒之品，辅助以化瘀、散结、攻毒药等；扶正以四君子汤、四物汤等加减。

2. 随症加减

（1）患侧上肢肿胀者：乳腺癌改良根治术后及乳腺癌术后放疗（局部及腋下）后的患者经常出现患侧上肢肿胀，且有逐渐加重的趋势。郁教授遇此情况，每每叮嘱患者术后及时开展适当的功能锻炼，但要防止患侧上肢过劳，避免牵拉。对于已经发生肿胀的患肢，平时要经常抬高患肢以促进静脉回流。中药处方中常加用桑枝、络石藤、路路通、车前草等活血通经，利水消肿之品。

（2）肝功能损害者：部分乳腺癌患者由于原有的肝脏疾病或化疗、内分泌治疗后出现肝功能异常，表现为胆红素升高和（或）转氨酶升高。治疗采用疏肝理气、凉血解毒的中药如柴胡、赤芍、茵陈、姜黄等，可促进肝功能的恢复。长期口服枸橼酸他莫昔芬片多导致脂肪肝及发胖，可用草决明、茵陈、泽泻等清肝化浊，祛脂利湿之药。

（3）芳香化酶抑制剂使用后引起的骨关节酸痛者：加用鸡血藤、牡蛎、川续断、寄生、补骨脂。

（4）夜寐不安者：加用酸枣仁、首乌藤、石菖蒲、龙骨、牡蛎等安神之品。

（5）疼痛者：加用郁金、延胡索、徐长卿、白屈菜等。

三、中西医结合治疗

郁教授治疗每一位乳腺癌患者前都要详细了解病史，明确患者的全身功能状况，精神状态，饮食情况，既往及目前进行的治疗，各脏腑、气血的功能情况，将以上情况作为评估患者体质的依据；同时详细掌握肿瘤病灶的情况，判断是否为带瘤生存。若为带瘤状态，了解肿瘤的大小、种类、浸润情况和肿瘤自然进展的快慢等，对患者进行全面客观评估后，抓住主要矛盾，确立不同阶段的治疗原则。无论是中药协助乳腺癌术后患者的恢复，中药配合放化疗减毒增效，巩固期治疗减少复发、转移，单纯中药控制肿瘤，还是对晚期复发转移患者提高生存质量，延长其生存期，郁教授临症处理时都能得心应手，中药常能达到预期的效果，使患者满意而归。

（1）外科手术与中医药结合治疗：乳腺癌手术后主要出现气血两伤、脾胃失调，治以益气养血，调理脾胃，郁教授常以香砂六君子汤加减，药物选择生黄芪、太子参、鸡血藤、白术、茯苓、鸡内金、砂仁、木香等，有肝郁者加柴胡、郁金。

（2）化疗与中医药结合治疗：乳腺癌患者化疗期间多见乏力、恶心、食欲不振，白细胞下降，舌质淡红或稍暗，舌苔薄白或薄黄，脉细数或弦数。多数患者出现气虚血瘀、脾肾亏虚，郁教授以益气活血，健脾补肾为法，创立经验方"升血汤"，方中应用生黄芪、太子参、白术、茯苓、炙甘草健脾补气，鸡血藤活血，橘皮、竹茹止呕，女贞子、枸杞子、山茱萸补肾，鸡内金、焦三仙化食。如患者呕吐明显加半夏；白细胞下降及贫血加紫河车；血小板减少加石韦、茜草、大枣、鹿角胶；免疫功能低下加淫羊藿。

（3）放疗与中医药结合治疗：乳腺癌患者放疗期间多见乏力、口干、咽燥、口苦、纳差等症状，实验室检验出现白细胞下降。舌质淡暗或暗红，少苔或薄苔，脉细数或弦细。辨证多为气阴两伤。治法以益气、养阴、活血为主。处方中应用北沙参、麦冬、石斛养阴；当归养血；生黄芪、太子参、白术、茯苓、炙甘草健脾补气；鸡血藤活血；女贞子、枸杞子、山茱萸补肾；鸡内金、焦三仙化食。对于放疗期间常出现的放射性皮肤损害，郁教授以北京中医医院制剂"血余蛋黄油"外用，效果极佳。

郁教授评阅

现阶段乳腺癌居我国女性恶性肿瘤的首位，发病率逐年增高，发病年龄亦趋年轻化，是我国肿瘤防治的重点疾病之一。中医药在防治乳腺癌中应充分发挥其优势，在所有癌症中，乳腺癌是中医古籍中描述最精细，论述治疗最多的病，"乳岩"也是最早出现在中医古籍中的癌症病名。

乳腺癌的证型常因现代西医治疗而改变，与古代的辨证分型有所不同，所以在乳腺癌术后，放化疗、内分泌治疗的同时如何运用中医药结合治疗一直是我们多年来所探索的。随着乳腺癌现代西医诊治的进步，中医药亦需调整，例如，现阶段对早期乳腺癌患者多进行保乳术，但术后作常规化疗及放疗，对部分较早发现乳腺癌

　　而行保乳术的患者作放化疗，我认为有些过度治疗，不必要的放化疗徒增患者的痛苦和经济负担，这些患者如长期服中药扶正祛邪预防复发和转移可能更好。

　　我曾治疗过一些乳腺癌高危患者［低分化癌、淋巴结转移>4个，雌激素受体（ER）、孕激素受体（PR）、人表皮生长因子受体2（HER2）三阴性等］，术后常规放化疗配合长期中医药治疗均获长期存活，未复发转移，有些患者已坚持服药近十几年，从前期的治疗用药转为保健抗衰老用药。但是乳腺癌仍应以预防及早发现为防治原则，对中西医结合分阶段治疗乳腺癌常能达到较为理想的效果。

　　临诊中乳腺癌患者逐渐增多，且趋年轻化，为女性恶性肿瘤中最常见的，本文对我用中医药治疗乳腺癌术后患者的理法方药经验进行了总结，叙述精当，在遣方用药上，我多选用药源丰富、价格便宜的药物，以减轻患者的经济负担。减少应用川贝母、穿山甲、牛黄、麝香等昂贵药物，我认为以上这几种昂贵的药品并非特效药，可不用。乳腺癌患者常体重增加，出现脂肪肝、血脂高等兼证，我选择茵陈、泽泻、草决明三味作为降脂药，因为这三味中药经现代药理学研究均有降脂作用，又满足中医清肝化浊、祛脂利湿的要求；老年乳腺癌患者常合并高血压，且以肾虚为主，故用杜仲、寄生两味均有降压作用的中药，所以中西药理合参，疗效更好。

参 考 文 献

[1]陈万青，郑荣寿. 中国女性乳腺癌发病死亡和生存状况[J]. 中国肿瘤临床，2015，42（13）：668-674.

第六节 食 管 癌

　　我国是食管癌的高发国家，食管癌死亡占全国恶性肿瘤死亡的比例仅次于胃癌。郁教授从事中西医结合治疗肿瘤临床工作50余年，对食管癌的中医药治疗有自己独到的经验。现将郁教授治疗食管癌的经验总结如下。

一、病因病机

　　食管癌可归属于中医的"噎膈""反胃""痞满"等范畴，食管有"传化物"的作用，以通降为用，依靠津液的濡润、营血的滋养、气的推动，以保持运行通畅而助食物传送胃腑。《素问·通评虚实论》中提到"隔塞闭绝，上下不通则暴忧之疾也。"郁教授认为七情郁结、饮食不节、年老肾虚等导致气滞、瘀血、痰湿阻于食管，"道路狭窄，不能宽畅，饮则可入，食则难入，而病已成矣"，气、痰、瘀交结于食管，形成肿块，积久成癌。郁教授提出的肿瘤发病"内虚学说"中指出脏腑亏虚是食管癌发生发展的根本原因，由于机体长期处于"内虚"的紊乱状态，导致饮食不化、气血不生、正气失充，既不能抵御外邪入侵，也导致气血津液代谢失调，痰浊、瘀血内生，搏结日久，演变为肿块恶肉，而"内虚"的关键是脾肾不足，故噎膈的发病以脾肾亏虚为本，痰浊、瘀血阻遏为标。

二、中医辨证论治

1. 辨证分型

（1）痰气交阻型：多见于食管癌早期，临床常见进食梗阻感，时有嗳气、呃逆，胸胁不舒，口干，舌淡红，薄白苔，脉弦细滑。治法：开郁降气，化痰散结。方药以"开郁化痰方"为主：旋覆花 10g，代赭石 10g，枳壳 10g，厚朴花 10g，北豆根 8g，瓜蒌 20g，郁金 10g，草河车 15g，浙贝母 15g，白花蛇舌草 30g，陈皮 10g，半夏 10g。

（2）血瘀痰滞型：多见于食管癌中晚期，临床常见吞咽困难，甚则饮水难下，咳吐黏痰，胸骨后疼痛，消瘦，大便干结，小便黄赤，舌暗红或有瘀斑，舌下静脉粗大，黄白苔，脉沉细滑。治法：清热解毒，祛瘀化痰散结。方药以"化痰祛瘀开膈方"为主：急性子 10g，木鳖子 10g，威灵仙 15g，前胡 10g，杏仁 10g，陈皮 10g，半夏 10g，金荞麦 15g，冬凌草 15g，草河车 15，白花蛇舌草 30g，鸡血藤 30g，赤芍 10g，郁金 10g，莪术 10g，瓜蒌 20g。

（3）气虚血瘀型：多见于食管癌放化疗后或中晚期，临床常见吞咽困难，口干咽干，胸部疼痛，夜间或劳累后加重，神疲乏力，纳呆便溏，舌暗红或有瘀斑，薄白苔，脉细涩，重按无力。治法：益气活血，化瘀解毒。方药以"固本祛瘀方"（由生黄芪 30g，党参 15g，茯苓 10g，枸杞子 10g，菟丝子 10g，鸡血藤 30g，丹参 10g 等组成）或"固本抑瘤方"（由生黄芪 30g，党参 15g，白术 10g，茯苓 10g，女贞子 15g，枸杞子 10g，山茱萸 10g，白英 30g，龙葵 15g，草河车 15g，鸡血藤 30g，焦三仙 30g，鸡内金 10g 等组成）加减。

（4）气血两虚型：多见于食管癌晚期，临床常见饮食难下，泛吐清水，形体消瘦，乏力气短，食欲差，舌淡胖，薄少苔，脉沉细弱。治法：益气养血，扶正固本。方药以补中益气汤和六味地黄丸加减：生黄芪 30g，党参 15g，熟地黄 10g，山药 10g，山茱萸 10g，当归 10g，白芍 10g，白术 10g，茯苓 10g，牡丹皮 10g，泽泻 10g，补骨脂 10g，旋覆花 10g，代赭石 10g，威灵仙 10g，焦三仙 30g，鸡内金 10g，砂仁 10g，草河车 15g，金荞麦 15g。

2. 随症加减

（1）呃逆、嗳气者：加旋覆花、代赭石、枳壳、厚朴花、玫瑰花等行气降逆。

（2）咳吐黏痰者：加前胡、杏仁、陈皮、半夏等降气化痰。

（3）胸痛者：加延胡索、徐长卿、白屈菜等行气活血止痛。

（4）阴虚火旺者：加沙参、麦冬、玉蝴蝶、煅龙骨、煅牡蛎等养阴清热。

（5）伴有淋巴结肿大、肺结节者：加夏枯草、浙贝母、海藻等化痰散结。

（6）失眠者：加炒酸枣仁、首乌藤、茯神、远志等养血宁心安神。

（7）放化疗后骨髓抑制者：血小板低下加鹿角胶（烊化）、茜草、大枣；血红蛋白低下加阿胶、当归、生地黄、熟地黄；全血下降加紫河车活血补血。

（8）反酸者：加瓦楞子抑酸。

（9）肝肾阴虚者：六味地黄汤加减。

3. 特色方药

食管癌的病位在食管，但与脾、胃、肝、肾密切相关。一方面，根据"内虚"学说，脾肾不足贯穿疾病发展的始终，而"健脾补肾法"是纠正内虚的重要法则，健脾养后天，补肾益先天，故郁教授在治疗食管癌中始终应用"健脾补肾法"，临床中根据食管癌的肿瘤分期、治疗阶段及患者的体质状况，决定用药的主次。另一方面，因为食管以通降为用，食管癌发病时气滞、痰浊、瘀血阻塞食管，故其主要表现为进行性的吞咽困难，或胸骨后不适、疼痛，治疗中应用活血化瘀、解毒散结的中药在消除肿瘤的同时，又应用一些具有开通食管作用的药物，缓解噎膈症状，保证进食通畅，如急性子、木鳖子、威灵仙等。

（1）草河车、白花蛇舌草：是郁教授治疗食管癌最常用的抗肿瘤药对，两药均具有清热解毒、消痈散结之功，现代药理研究证明两药除抗肿瘤作用外，还能增强机体免疫力，且毒性极小，可长期应用[1]，常与开胸化痰类中药联用。

（2）冬凌草、金荞麦：两味药均具有清热解毒、排脓消炎、活血祛瘀的功效，研究报道冬凌草素对食管鳞癌有效[2]，故郁教授常将之用于治鳞癌，又因其具有抑瘤消炎作用，故用在肿瘤的活跃进展期，可控制病情的进展。

（3）急性子、威灵仙：是治疗食管癌噎膈症的常用药对，急性子能降气行瘀、软坚散结，威灵仙治癥瘕积聚、一切冷痛。《中华本草》提到两药均具有治噎膈、消骨鲠的功效，说明其具有开通食管的作用，两药合用，对控制肿瘤、缓解噎膈有效。郁教授著《中医肿瘤学》载有治疗食管癌的经验方"急灵仙方"，即以此药对加木鳖子为主。

（4）白英、龙葵：取自"龙蛇羊泉汤"——郁教授治疗多种恶性肿瘤的基本方之一，两药均具有清热解毒、活血消肿的功效，合用可增强祛邪抑瘤作用，但龙葵久服可能有肝损害。

三、中西医结合治疗

目前，对于早期食管癌患者，手术仍是主要的根治手段，术后以调理脾胃、益气养血为主，促进正气恢复、伤口愈合。对于大部分中晚期患者，仅能采取姑息手术，术后需放化疗，放疗对于食管癌疗效显著，但易引起诸多并发症，如放射性食管炎，主要表现为胸骨后疼痛、呛咳、吞咽困难、反酸等，多属阴虚气逆证，常用沙参麦门冬汤配伍积壳、厚朴花、旋覆花、代赭石、瓦楞子等药，以养阴清热、降逆止呕、制酸止痛；放射性肺炎，以刺激性干咳表现为主，多属阴虚肺热证，常用天花粉、玉蝴蝶等润肺止咳、清热解毒之品。化疗期间以顾护脾胃为主，减少消化道反应，应用健脾补肾方[3]（生黄芪、党参、茯苓、白术、女贞子、枸杞子、菟丝子、鸡血藤、山茱萸、焦三仙、鸡内金、砂仁）提高骨髓造血功能和免疫系统功能，以预防和减轻化疗引起的骨髓抑制、免疫力低下。对于晚期无法行手术及放疗的患者，郁教授遵循扶正为主的用药原则，以达到减轻症状、提高生活质量、延长生存时间的目的。

四、应用举例

案例一

杨某，男，64 岁，2015 年 10 月 8 日初诊。2015 年 7 月行食管癌手术，病理：溃疡型中分化鳞癌，淋巴结转移 0/15，术后未行放化疗。现症：进食梗阻感，时有右颌下刺痛，易汗出，眠欠安，二便调，舌稍暗胖，苔白根腻，脉弦滑。证属痰瘀互结，脾肾不足。治以健脾补肾，行气化痰，解毒散结。处方：急性子 10g，威灵仙 10g，枳壳 10g，金荞麦 10g，冬凌草 15g，草河车 15g，白花蛇舌草 30g，白英 15g，龙葵 15g，徐长卿 15g，生黄芪 30g，党参 15g，女贞子 15g，山茱萸 15g，鸡血藤 30g，炒酸枣仁 30g，莪术 10g，焦三仙 30g，鸡内金 10g，砂仁 10g。30 剂，每日 1 剂，水煎服。

2015 年 11 月 11 日二诊。患者诉进食梗阻感稍缓解，时有反酸烧心，舌暗胖，苔白，脉弦滑数。患者脾胃不和明显，上方加六君子汤，厚朴花 10g，瓦楞子 10g，以健脾和胃、抑酸理气。

2016 年 1 月 12 日三诊。患者进食梗阻感减轻，口干，大便干，舌淡暗，苔根黄白，脉弦滑。患者脾胃不和症状好转，此时有阴虚的表现，上方去六君子汤、瓦楞子，加麦冬 15g 养阴生津。患者现仍坚持每 2 个月来复诊一次，多次复查未见复发和转移征象。

案例二

刘某，男，56 岁，2016 年 5 月 9 日初诊。2016 年 3 月行食管下段恶性肿瘤手术，病理：中低分化鳞癌，淋巴结转移 1/25，术后放疗 27 次，刚刚结束放疗，近期复查红细胞及血红蛋白偏低。现症见：吞咽不畅，神疲乏力，食欲可，舌暗红，苔薄白，脉沉细。证属气虚血瘀。治以益气活血，解毒散结，和胃降逆。处方：急性子 10g，威灵仙 10g，枳壳 10g，草河车 15g，白花蛇舌草 30g，冬凌草 15g，金荞麦 15g，白英 30g，龙葵 15g，生黄芪 30g，党参 15g，枸杞子 10g，女贞子 10g，当归 10g，山茱萸 12g，白术 10g，茯苓 10g，炙甘草 6g，鸡血藤 30g，焦三仙 30g，砂仁 10g。30 剂，每日 1 剂，水煎服。患者放疗后气虚血瘀症状明显，以"固本抑瘤方"为主益气活血解毒。

2016 年 6 月 11 日二诊。患者近期复查血红蛋白仍偏低，吞咽不畅好转，胸骨后灼痛，刺激性干咳，时有反酸烧心，大便调，舌淡红，苔薄白，脉沉细。患者此时表现为迟发性放射性食管炎的症状，辨证以阴虚肺热为主。治以润肺止咳，和胃降逆，清热解毒。处方：天花粉 10g，玉蝴蝶 10g，冬凌草 15g，金荞麦 15g，草河车 15g，白花蛇舌草 30g，厚朴花 10g，白英 15g，龙葵 15g，鸡血藤 30g，生黄芪 30g，女贞子 15g，枸杞子 15g，山茱萸 10g，补骨脂 10g，焦三仙 30g，鸡内金 10g，砂仁 10g。30 剂，水煎服。患者放疗后结合中医药治疗，减轻放疗并发症，长期服用中药以预防复发和转移。

郁教授评阅

（1）食管癌在华北太行山地区高发，与当地饮食习惯和土壤微量元素失衡（缺硒）有关，常见食管损伤后，食管上皮重度增生，继而癌变，故应在癌前病变时干预，做好预防和治未病。

（2）在临床上遇到晚期病例，表现为食管噎膈不通、饮入即吐、滴水不入的完全噎塞，我们曾配制"通道散"治疗见效，即用硼砂、人工牛黄、象牙屑、玉枢丹、冰片等共为细末，以米汤少许调糊状，徐徐咽服，一日多次，可解毒消肿、通道消噎。本方有局部腐蚀性，可见通道作用，但溃疡型食管癌有穿孔可能者禁服。

（3）关于急性子、木鳖子、威灵仙的应用经验可参阅我的经验方：急灵仙方（见《中医肿瘤学》）所述功能主治。

（4）食管癌的中西医结合治疗：中医药与手术、放化疗相结合，中医药以扶正为主，辨证施治，以达到减少毒副作用及并发症，增加放化疗效果的目的。在西医阶段性治疗结束后则以中医药长期巩固维持治疗，改善机体内环境，扶正与祛邪结合，防止复发和转移。

参 考 文 献

［1］张青，富琦. 郁仁存常用抗肿瘤药对［M］. 北京：科学出版社，2017：140-141.

［2］陈琦，吴清明，程静，等. 冬凌草甲素对食管癌干细胞放射增敏作用的研究［J］. 中国现代医学杂志，2012，22（29）：57-60.

［3］唐武军，王笑民. 郁仁存治疗肿瘤"内虚学说"初探［J］. 北京中医药，2011，30（3）：186-188.

第七节　胃　　癌

胃癌是我国最常见的恶性肿瘤之一，其发病隐匿，早期多无明显的不适症状，早诊率低，一经发现，多已属晚期，所以胃癌的死亡率高。

一、病因病机

古代文献无"胃癌"的病名记载，根据其临床表现，本病可归属于中医"胃脘痛""噎膈""积聚""胃反"等范畴。郁教授认为本病病因一方面是由于平素劳逸失度，饥饱无常，嗜食肥甘厚味等，损伤脾胃，脾虚生湿，运化不利，湿邪阻于中焦，日久化热，炼液成痰，痰湿蕴于中焦脾胃，积久成癌；另一方面，是由于情志不畅，肝气郁结，木生太过，克伐脾土，脾胃功能受损，气机不畅，则血运不通，气滞、瘀血阻于胃络，日久也可形成胃癌。郁教授提出的肿瘤"内虚学说"认为内虚是胃癌发生发展的关键因素，而内虚的主要原因是脾肾不足，《景岳全书》曰："凡脾肾不足及虚弱失调之人，多有积聚之病。"故胃癌的发病以脾肾亏虚为本，痰湿、瘀血互结为标。病位在脾胃，亦与肝、肾密切相关。

二、中医辨证论治

1. 辨证分型

（1）肝郁气滞型：多见于胃癌早期，症见胸胁满闷，胃脘胀痛，口干口苦，嗳气吞酸，食欲减退，舌暗红，苔薄白或薄黄，脉沉细弦。

（2）脾胃阳虚型：多见于胃癌化疗中或化疗刚结束，症见胃中寒凉，喜热食，怕冷，恶心呕吐，便溏，舌淡胖，齿痕，苔白滑，脉沉滑或沉细弱。

（3）气虚血瘀型：多见于胃癌化疗后或中晚期，症见周身乏力，头晕，纳呆便溏，胃脘疼痛，舌暗胖或有瘀斑，或舌下静脉粗张，脉弦涩。

（4）气血两虚型：多见于胃癌晚期，临床可见面色无华，面目虚肿，畏寒怕冷，乏力，气短，头晕目眩，虚烦不寐，食欲差，消瘦，舌暗胖，苔白，脉沉细弱。

郁教授在治疗上遵从健脾补肾、益气活血解毒两大治疗原则，辨证与辨病相结合，对于肝郁气滞证，治以疏肝健脾为主，多用柴胡郁金汤、四逆散、柴胡疏肝散、小柴胡汤加减；对于脾胃阳虚证，治以温中散寒、健脾和胃，多用补中益气汤、附子理中丸加减，脾阳久虚，不能充养肾阳，导致脾肾阳虚，郁教授常加山茱萸、补骨脂等补肾阳之品；对于气虚血瘀证，治以益气活血解毒，郁教授常以经验方"固本抑瘤方"（由生黄芪、党参、白术、茯苓、鸡血藤、莪术、女贞子、枸杞子等组成）加减；对于气血两虚证，治以补气养血为主，兼顾活血解毒，多用健脾补肾方、补中益气汤、四物汤加减，少佐药性平和的抗癌中药，对于晚期胃癌患者以扶正为主，增强抗癌能力，控制病情进展，提高患者的生活质量。

2. 随症加减

（1）脘腹疼痛：加延胡索、白屈菜、八月札、徐长卿行气活血止痛。

（2）放化疗后骨髓抑制：血小板低下者加鹿角胶（烊化）、茜草、大枣；血红蛋白低下者加阿胶、当归、生地黄、熟地黄；全血下降者加紫河车活血补血。

（3）腹胀：加枳壳、厚朴花、玫瑰花、代代花疏肝行气消胀。

（4）呕恶、反酸烧心：加旋覆花、竹茹、生姜、半夏、威灵仙降逆止呕，瓦楞子制酸止痛。

（5）便干：加酒大黄、藤梨根、虎杖、瓜蒌、柏子仁等清热润肠通便。

（6）便溏：加陈皮、半夏、儿茶、白术、茯苓健脾止泻。

（7）出血：加血余炭、棕榈炭、仙鹤草、白及活血止血。

3. 特色方药

在胃癌患者的中医辨证治疗中，无论是补虚扶正，还是清热解毒、活血化瘀、软坚散结，均尽量选用药性平和之品，避免大辛大热、大苦大寒或过于滋腻，以防加重脾胃功能受损；补肾可以增强患者的细胞免疫功能和免疫监视功能，减轻放化疗对骨髓造血功能的损伤。基于健脾补肾法，可选用郁教授创立的健脾补肾方[1]（生黄芪、党参、茯苓、白术、女贞子、枸杞子、菟丝子、鸡血藤、山茱萸、焦三仙、鸡内金、砂仁），临床上根据患者的病情和肿瘤的不同阶段对其进行加减运用。

基于"益气活血解毒"的治疗原则，郁教授研制了有益气活血作用的固本祛瘀汤和固本抑瘤方，且益气药的分量应大于活血药，这样才符合"气行则血行"的原则。益气药多选用经研究证明有提高细胞免疫功能及调理脏腑功能的中药，如生黄芪、党参、白术、茯苓、薏苡仁、山药等，活血药多选用已证明对肿瘤细胞有抑制作用且对免疫系统无明显抑制的药，如鸡血藤、姜黄、莪术、川芎等。

常用抗肿瘤药物：①肿节风、菝葜[2]，是郁教授治疗胃癌的首选药，取其清热解毒抗癌、活血散瘀止痛作用；②藤梨根、虎杖，均为消化道肿瘤常用的清热解毒、抑瘤除湿中药，且均有缓泻作用，尤其适用于胃癌伴有便秘的患者，便溏者少用或佐以健脾利湿的白术、茯苓以防腹泻；③半枝莲、白花蛇舌草[2]，两味药除抑瘤作用外，对许多难控制的细菌感染也有抑制作用，郁教授在临床中发现半枝莲有降低白细胞及缓泻的作用，故肿瘤患者白细胞低下（化疗中）、脾虚泄泻者少用或不用；④草河车、白花蛇舌草，能增强机体免疫力，毒性极小，可长期应用；⑤白英、龙葵、蛇莓，三药合用可增强祛邪抑瘤作用，为郁教授治疗多种恶性肿瘤的基本方之一，但龙葵久用伤肝；⑥八月札、土茯苓，治疗气机不畅兼有湿热的胃癌患者，同时与柴胡、姜黄合用起到疏肝理气、清热利湿、解毒抗癌的作用。

三、中西医结合治疗

目前手术是胃癌的唯一根治方法，围手术期以健脾益气、补气养血为主，以增强患者体质，保证手术过程顺利，术后中药以调和脾胃为主，以增强食欲、恢复精神和体力，加速创口愈合，同时适当应用行气活血之品，预防并发症的发生，如肠粘连、肠梗阻等；大多数胃癌患者术后需要进行辅助性化疗，化疗期间，选择的中药以顾护脾胃、益气养血为主，以提高机体免疫力，减轻化疗的不良反应，同时可以提高化疗的临床疗效；化疗后患者多表现为气虚血瘀证，此时选择的中药以益气活血解毒为主，以"固本抑瘤方"加减，促进正气恢复，同时抑制肿瘤复发转移。Ⅱ、Ⅲ期胃癌根治术后，除化疗时应用中药外，需3～5年或更长期地应用中医药巩固治疗，在健脾补肾、调和诸脏、重建正气基础上，根据患者体质情况，加大抗肿瘤的中药用量，以期清解余毒，防止复发转移，延长生存期；晚期胃癌患者全身虚弱，以气血双亏证为主，治疗上侧重整体功能的维护，以健脾补肾、补气养血为主，辅以抗肿瘤药物，以期增强抗癌能力，提高患者的生存质量，延长生存期。

四、应用举例

案例一

陈某，男，85岁，2016年4月29日初诊。4月17日确诊为胃癌，病理：腹腔镜检（贲门胃底）腺癌，穿透浆膜层，无淋巴结转移，Ⅱ期，因年迈未行手术及放化疗。现症见：吞咽困难，乏力，食欲差，眠安，大便3～4日一行，质干，小便调。舌暗红，苔黄白，脉沉细弦。辨证：瘀毒内阻，气虚血瘀。治法：清热解毒，益气活血。处方：肿节风15g，菝葜15g，藤梨根15g，半枝莲15g，草河车15g，白花蛇舌草30g，白英15g，龙葵15g，蛇莓15g，生黄芪30g，党参15g，枸杞子10g，女贞子10g，鸡血藤30g，枳壳10g，厚朴花10g，焦三仙30g，鸡内金10g，砂仁10g。30剂，每日1剂，水煎服。

2016年5月27日二诊。患者排便好转，但仍觉吞咽困难，舌暗红苔黄白，脉沉细弦。上方基础上加威灵仙10g以缓解吞咽困难。

2016年7月2日三诊。患者乏力明显，纳少，吞咽困难较前好转，舌暗红苔薄黄白，脉沉细弱。此时患者正气减弱，治疗以扶助正气为主，故上方去藤梨根，加山茱萸10g，补骨脂10g，木香10g，炙甘草6g，大枣6枚。

按语 此病例为未行西医治疗的老年患者用中医药维持治疗，考虑到患者高龄，所以郁教授在治疗中最大限度地抑制肿瘤生长，同时补益脾肾，调补阴阳，纠正"内虚"，使肿瘤与机体维持新的平衡状态，以延长患者的生存期，提高生活质量。

案例二

赵某，男，53岁，2016年8月26日初诊。确诊胃癌4月余，伴肝转移，病理：低分化腺癌，胃周多发淋巴结转移。未行手术，化疗中（已化疗8次），化疗后出现Ⅲ°骨髓抑制。现症见：手足麻木，乏力，食欲可，舌暗红苔薄白，脉沉细弦。辨证：脾肾亏虚，气虚血瘀。治法：健脾补肾，益气活血。处方：陈皮15g，姜半夏15g，白术10g，茯苓10g，生黄芪30g，党参15g，女贞子10g，枸杞子15g，鸡血藤30g，山萸肉15g，补骨脂15g，柴胡10g，姜黄15g，肿节风15g，菝葜15g，炙甘草6g，焦三仙30g，鸡内金10g，砂仁10g。30剂，每日1剂，水煎服。

2016年10月21日二诊。患者已化疗11次，Ⅰ°骨髓抑制，复查肿瘤病灶较前缩小，近期发作胆囊炎。现症见：进食油腻后右上腹疼痛，手足麻木，纳少，眠差，二便调，舌稍暗苔薄白，脉沉细弦。辨证：肝郁气滞，邪毒内蕴。治法：疏肝行气，祛瘀解毒。处方：肿节风15g，菝葜15g，草河车15g，白花蛇舌草30g，白英15g，龙葵15g，蛇莓15g，延胡索15g，姜黄15g，玫瑰花10g，厚朴花10g，鸡血藤30g，生黄芪30g，党参15g，女贞子10g，枸杞子10g，山茱萸10g，补骨脂10g，焦三仙30g，鸡内金10g，砂仁10g。30剂，每日1剂，水煎服。

按语 此患者胃癌已属晚期，初诊时处于化疗中，且因化疗出现Ⅲ°骨髓抑制，此时治疗以顾护脾胃、益气养血为主，既改善化疗的不良反应，也增加化疗的临床疗效，二诊时复查肿瘤病灶较前缩小，且骨髓抑制降低为Ⅰ°，说明患者整体状况可以耐受当前治疗方案，故加大抗肿瘤中药的应用，增强抗癌作用，同时改善胆囊炎症状。此患者共化疗15次，化疗结束后定期复诊中药调理，目前可正常生活。

郁教授评阅

此文写得很好，基本简要地将胃癌中医治疗理念进行了小结，一些学术观点和经验均为多年临诊体会，且我遣方用药的用意亦得以体现。在临诊中，我们医生治疗的是"病人"，即治病和治人体的失调，不只是看到癌病的存在，还要探及患者机体的阴阳、气血脏腑功能的失调，所以中医治疗要治病和治人，切忌因癌毒存在而大剂解毒攻毒忽略扶正。多年来，一些晚期胃癌患者，因各种因素未行手术、放化疗而只用中医药治疗者，常能带癌生存一定时间。中医治疗的目的是控制病情急速发展，改善症状，提高患者生存质量，延长生存期，但要强调的是胃癌仍应首先选择手术，或术前新辅助化疗后再行手术，以期最大限度地消除体内癌细胞，为下一步中西医结合治疗创造更好的条件。

参 考 文 献

[1] 唐武军，王笑民. 郁仁存治疗肿瘤"内虚学说"初探［J］. 北京中医药，2011，30（3）：186-188.
[2] 张青，富琦. 郁仁存常用抗肿瘤药对［M］. 北京：科学出版社，2017：140-141.

第八节 肝 癌

肝癌是最常见的恶性肿瘤之一，包括肝细胞癌和肝胆管细胞癌，有"癌中之王"之称，据报道[1]，80%～90%的肝癌由慢性肝炎所致。我国是肝癌大国，2012 年全世界新发的肝癌患者 78.2 万余，死亡 74.5 万余，其中我国的发病人数和死亡人数占全世界的50%[2]。随着治疗技术的不断创新，手术、局部消融、血管栓塞、化疗、放疗等都取得了一定的进展[3]，中医药在控制肝癌病情发展、改善患者生存质量等方面具有独特的优势，已经被广泛应用于肝癌治疗的各个阶段中[4]。

一、病因病机

肝癌，在中国古代文献中并没有明确记载，现代大多根据其主要相关症状的描述将其归属于"癥瘕""积聚""脾积""肝积""臌胀""黄疸""胁痛"等[5]。古人最早对肝癌的认识是上腹部肿大，《难经》就有记载："肝之积名曰肥气，在左胁下，如覆杯。"《诸病源候论·积聚病诸候》中也有记载："诊得肝积，脉弦而细，两胁下痛。"刘完素在《河间六书》中描述到："癥，腹中坚硬，按之应手，谓之癥也，瘕，腹中虽硬，而忽聚忽散，无有常准。"此外，对于黄疸、腹水等肝癌的并发症，古代医书也有所记载。《灵枢·水胀》中记载："鼓胀何如？岐伯曰：腹胀，身皆大，大与肤胀等也。色苍黄，腹筋起，此其候也。"

现代学病因研究发现[6]，肝癌的发病是 HBV、HCV、HP 感染、生活饮食、遗传、环境等因素相互作用的结果，但主要是由于乙型和丙型病毒性肝炎[7-8]，迁延日久转变为肝硬化，继而发展为肝癌[9]。对于肝癌发病的中医病因病机，各大医家也有不同的认识，孙桂芝教授[10]认为肝癌的病机在于正虚于内，邪毒凝结，以益气活血、软坚解毒为主要治法。花宝金教授[11]认为肝癌发病主要是由于气机升降失调导致血瘀、痰浊逐渐形成毒邪所致。郁教授主张衷中参西，综合分析，其在继承历代医家学术思想的基础上，结合自己的临床实践，提出了肿瘤发病的"内虚学说"[12]，指出肝癌发病主要是由于正气亏虚、外感疫毒，引发机体阴阳失衡，气血不和，加之情志失调，肝失疏泄，气滞血瘀，积聚于胁下，从而最终发为癌毒。

二、中医辨证论治

1. 辨证分型

（1）肝郁气结证型：临床症状多见胁肋胀痛，急躁易怒，胸闷不适，舌暗红，苔薄白，脉弦或弦细。常以柴胡疏肝散、小柴胡汤、逍遥散加减。肝郁尤甚者加莱菔子、八月札、厚朴、厚朴花以疏肝理气；血虚者多加白芍、山茱萸以养血柔肝。此外，见肝之病，知肝传脾，当先实脾，故而也常常加白术、茯苓、山药健脾和胃，以防肝气不疏，克犯脾土。

（2）气滞血瘀型：临床症状多见胁肋刺痛，夜间尤甚，胁肋下可触及肿块，舌暗红，有瘀斑或瘀点，苔白，脉弦或弦涩。常以膈下逐瘀汤加减。疼处固定不移者多加延胡索、白屈菜、徐长卿以止痛；瘀血久居不去者，加土鳖虫活血逐瘀。

（3）湿毒热结型：临床症状多见头目黄染，烦躁易怒，口干口苦，胁肋胀痛，皮肤瘙痒，舌红或暗红，苔黄，脉弦滑或滑数。郁教授常以自拟肝癌方（小叶金钱草、姜黄、牡丹皮、栀子、茵陈、柴胡、八月札、五味子、板蓝根）加减。腹胀有腹水者加泽泻、白术、茯苓、猪苓、车前子、车前草、肉桂以利水消肿，同时加用木香、厚朴理气使气行水亦行；毒甚者，加用草河车、白花蛇舌草、白英、龙葵、蛇莓等以清热解毒。

（4）肝肾亏虚型：临床多见面色黧黑，低热汗出，口燥咽干，胁肋隐痛，五心烦热，或腹胀如鼓，舌红少苔，脉弦细滑或弦细数。常用一贯煎、青蒿鳖甲汤加减。阴虚明显者加生地黄、熟地黄、山茱萸以补肝肾之阴；气虚明显者加生黄芪、白术、山药益气而不伤阴；虚热明显者加地骨皮、银柴胡以养阴清虚热。

在中医辨证论治过程中，肝气郁结、气滞血瘀症状临床上多见于早中期肝癌患者，气滞血瘀、湿毒热结症状常见于中晚期，肝肾亏虚则多见于晚期患者，但是病情往往复杂多变，各种证型之间又相互交叉，所以郁教授在辨证论治中也反复强调医生不可拘泥于理论，应该学会灵活变通，抓住主要矛盾，对症治疗。

2. 特色方药

肝癌的临床变证、并发症很多，郁教授针对其不同的病机辨证论治，用药后效果明显，现举黄疸、腹水为例。

（1）黄疸：是由于癌症进一步发展瘀阻胆道，体内胆汁排出不畅所致。郁教授结合古代医家的经验及临床实践发现，不论是阳黄还是阴黄，茵陈蒿汤都是其退黄的首选方，早在《本草述钩元》中也有记载："黄证湿气胜则如熏黄而晦。热气胜则如橘黄而明。湿固蒸热。热亦聚湿。皆从中土之湿毒以为本。所以茵陈皆宜。"此外，阳黄多加小叶金钱草、龙胆草、姜黄、虎杖等清肝利胆；阴黄多用附子、干姜等温补脾肾。

（2）腹水：肝癌患者晚期常常出现顽固性腹水，对此西医往往采用细胞毒性药物进行腹腔灌注化疗及穿刺引流以缓解症状，但是大多患者体质虚弱，腹水常在短期内再次积聚。郁教授认为肝癌晚期患者由于邪气积聚、阻滞气机，加之气血不足，水液代谢运行受阻，从而形成腹水，临床上应以四苓散利水的同时常加用木香、厚朴花等理气药，取其气行水自行之意。根据其临床表现又分为阴水和阳水，阴水症见腹水的同时，兼有纳少便溏、四肢不温等脾肾阳虚症状，郁教授喜用肉桂、真武汤加减以温阳利水。阳水症见腹水兼有口干、大便秘结、小便短赤等实证，郁教授常以己椒苈黄丸加减以泻热逐水、通利二便。

三、应用举例

患者，男，57 岁，2015 年 5 月初诊。肝癌术后 6 年余，介入射频治疗后，2015 年复发，氩氦刀术后。既往乙肝病史 20 余年，未系统治疗。辅助检查：AFP 32.44μg/L，CA199 58.8μg/L，CEA 9.73μg/L，ALT 80.8U/L，AST 160.1U/L。腹部 MRI 示肝右前叶局部胆管扩张，肝硬化，食管胃底静脉曲张。时症见：肝区偶胀痛，腹胀，乏力，纳可，眠差，二便调。舌淡暗尖红，苔薄白，脉沉弦细。辨证：肝郁脾虚，癌毒未尽。治法：疏肝健脾，解毒抗癌。处方：柴胡 10g，姜黄 15g，八月札 15g，虎杖 15g，延胡索 15g，白英 30g，龙葵 20g，蛇莓 15g，草河车 15g，白花蛇舌草 30g，女贞子 15g，枸杞子 10g，炒酸枣仁 30g，首乌藤 30g，远志 10g，茯神 10g，生黄芪 30g，党参 15g，焦三仙 30g，焦鸡内金 10g，砂仁 10g。30 剂，每日 1 剂，水煎服，早晚饭后服用。

二诊患者自诉胀痛、乏力较前好转，仍时有肝区隐痛不适，睡眠仍差，舌暗红，苔薄少，脉沉细弦。复查：AFP 14.6μg/L，CA199 36.7μg/L，CEA 8.63μg/L，ALT 38.6U/L，AST 43.5U/L。在前方的基础上加用赤芍 10g，鸡血藤 30g，小叶金钱草 15g，五味子 10g，30 剂，每日 1 剂，水煎服，早晚饭后服用。

三诊患者复查肝功能和肿瘤标志物恢复正常，腹胀、乏力消失，睡眠好转，继续以此方加减服用，截至 2016 年 5 月患者再未见复发转移征象。

郁教授评阅

此文简单扼要论述了我治疗原发性肝癌的经验与见解，在辨证施治的基础上要与辨病施治相结合。肝癌患者常见的基本病为慢性乙肝和丙肝，在病毒感染的基础上，肝实质损伤而导致肝硬化；在肝硬化的基础上恶变成肝癌，所以在治疗时要分析肝功能及病毒活跃情况，如果病毒感染活跃可用西医抗病毒药配合中医结合治疗。本文列举病例可说明结合中医药扶正祛邪对控制肝癌病情是有益的。我曾治疗一外宾，他有慢性乙肝病史，甲胎蛋白（正常值 0～20μg/L）多次超过 1000μg/L，但肝内未见具体占位性肿块，经中医药与抗病毒结合治疗 1～2 年后，甲胎蛋白下降至正常，肝功能亦恢复正常，后坚持服中药巩固维持治疗 20 年，追访健康。

参 考 文 献

[1] Borel F，Konstantinova P，Jansen PL. Diagnostic and therapeutic potential of miRNA signatures in patients with hepatocellular carcinoma [J]. J Hepatol，2012，56（6）：1371-1383.

[2] Torre LA，Bray F，Siegel RL，et al. Global cancer statistics，2012 [J]. CA Cancer J Clin，2015，65（2）：87-108.

[3] 龚杰，宋云，徐尔侃，等. 肝癌的临床治疗新进展 [J]. 肝胆胰外科杂志，2016，28（6）：522-525.

[4] 李涵. 中医药治疗原发性肝癌的临床应用进展 [J]. 中国临床研究，2012，4（16）：114-117.

[5] 闫建国，姚树坤. 中医对原发性肝癌的辨证研究及治疗 [J]. 中西医结合肝病杂志，2010，20（3）：189-191.

[6] 张春晨，董勤. 原发性肝癌发病相关因素研究进展 [J]. 世界最新医学信息文摘，2015，15（75）：62-65.

[7] Parkin DM. The global health burden of infection-associated cancers in the year 2002 [J]. Int J Cancer，2006，118（12）：3030-3044.

[8] Ferenci P，Fried M，Labrecque D，et al. Hepatocellular carcinoma（HCC）：a global perspective [J]. J Clin Gastroenterology，2010，44（4）：239-245.

[9] El–Serag HB，Rudolph KL. Hepatocellular carcinoma：epidemiology and molecular carcinogenesis [J]. Gastroenterology，2007，132（7）：2557-2576.

[10] 王靖思，陈兰羽，刘玉琴，等. 孙桂芝从补脾胃、治疗未病论治肝癌经验 [J]. 中医杂志，2015，56（13）：1096-1098.

[11] 刘瑞，花宝金. 花宝金运用气机升降理论治疗肝癌经验 [J]. 辽宁中医杂志，2014，41（12）：2552-2553.

[12] 唐武军，王笑民. 郁仁存治疗肿瘤"内虚学说"初探 [J]. 北京中医药.2011，30（3）：186-188.

第九节 肠 癌

近年来随着我国综合实力的兴盛发达，人们生活习惯和食谱发生了变化，我国结直肠癌的发病率也逐年增高，接近发达国家的发病率。数十年来，西医对肠癌的治疗不断进步，同时中医药在癌症的综合治疗中也发挥了重要作用，中西医结合治疗效果优于单纯西医治疗或单纯中医治疗。

一、病因病机

郁教授认为肠癌总体是由于饮食失节、情志不遂、休作无时或先天禀赋不足导致脾肾不足、气血津液失调，进而形成痰浊、瘀血等病理产物，交阻搏结于大肠脉络，日久形成肿块恶肉。

郁教授提出的肿瘤发病学之"内虚学说"认为"内虚"是肠癌发生的关键因素，而"内虚"主要是指脾肾不足。如果机体正气充足，外在致病因素无法侵入体内产生疾病；如果机体正气虚弱，无法驱邪外出，使邪气留于体内，影响脏腑、经络、气血、津液等的正常功能，机体内环境发生改变，从而导致疾病的发生。《景岳全书》中说："凡脾肾不足及虚弱失调之人，多有积聚之病。"郁教授的"内虚学说"也指出肠癌的发生关键是由于脏腑虚损，而脏腑虚损尤以脾肾不足为主。

脾胃为后天之本、气血生化之源，脾胃强健则其他四脏皆健。脾虚则气血生化乏源，正气不充则机体抵抗力下降，不能有效抵御外邪入侵；脾虚则水湿运化失常，痰浊内生，阻碍气血运行，进而导致瘀血形成，痰瘀搏结，形成肿块，日久发为肿瘤。痰瘀积久化热，瘀热蕴结肠腑，故肠癌患者多表现为腹痛、里急后重、排脓血黏液便等症状；脾虚则摄血能力下降，加上有形之肿块损伤脉络，导致血溢脉外，故肠癌患者多表现为便血；"腑以通为用"，肠道功能的正常发挥依赖脾气的推动，脾气虚则推动无力，肠道传化物功能失常，故肠癌患者多出现便秘、腹泻等排便规律的改变。肾为先天之本，是人体生命的源泉，是全身各脏腑组织功能的动力所在，明代申斗垣在《外科启玄》中指出"癌发四十岁以上，血亏气衰，厚味过多所生，十全一、二"。郁教授认为肾气衰弱，全身脏腑、经络、气血功能失调，机体处于"内虚"状态，容易受致癌因素侵袭，所以肾气虚弱也是肠癌发生发展的重要因素。脾肾两虚，机体抗邪能力下降，邪气久居体内，积久发为癌肿。

二、中医辨证论治

1. 辨证分型

（1）肠道湿热型：多见于肠癌早中期，症见腹部阵痛，大便带血或有黏液，里急后重，肛门灼热，或有发热，恶心呕吐，舌红苔黄腻，脉沉滑数。治法：清利肠道湿热。临床多以葛根芩连汤、参苓白术散加减。腹泻者，合用痛泻要方。

（2）瘀毒内阻型：症见腹部刺痛，里急后重，或可触及固定不移的包块，舌质紫暗或有斑点，脉沉弦细涩。治法：活血化瘀，解毒抗癌。方以少腹逐瘀汤或桃红四物汤加减。

（3）肝肾阴虚型：症见腹部隐痛，大便形状细扁，或带黏液脓血，形体消瘦，五心烦热，头晕耳鸣，腰膝酸软，舌红少苔，脉细弦数。治法：滋补肝肾，清泻肠热。方以六味地黄汤加减。

（4）气血两虚型：症见腹部隐痛，肛门坠胀，甚至脱肛，面色萎黄，唇甲不华，少气乏力，神疲懒言，舌淡苔薄白，脉沉细弱。治法：补气生血。方以经验方升血汤（黄芪、党参、鸡血藤、枸杞子等）加减治疗。

（5）脾肾阳虚型：症见腹部冷痛，得温则减，畏寒肢冷，少气乏力，纳食不振，腰膝酸软，大便溏薄，小便清长，舌淡胖苔白滑，脉沉细微。治法：温补脾肾。方以右归丸或附子理中丸加减。

2. 特色方药

郁教授认为中医治疗肠癌最基本的法则是扶正与祛邪相结合，患者以内虚为本，且脏腑癌毒化热，故扶正补虚以健脾补肾法为主，而祛邪则以清热解毒抗癌为主。同时要辨证与辨病相结合，整体治疗与局部治疗相结合，才能取得良效。

（1）扶正以健脾补肾为主：郁教授在前人脾肾理论的基础上，以"内虚学说"为指导，进一步提出在治疗肠癌过程中应遵循扶正固本原则，健脾与补肾并用，先天与后天兼顾，既可以纠正机体"内虚"状态，维持内环境平衡，还能增强机体抗病能力，并以此为基础创立了健脾补肾方：生黄芪、党参、茯苓、白术、女贞子、枸杞子、鸡血藤、山茱萸、焦三仙、鸡内金、砂仁等。临床中应根据患者的病情及治疗的不同阶段进行加减化裁。

（2）祛邪以清热解毒为主，兼以化痰祛湿：郁教授认为癌症运用中医和中西医结合治疗均应遵循的原则是辨证与辨病相结合、扶正与祛邪相结合、整体治疗与局部治疗相结合，所以在整体治疗过程中除扶正补虚外，还必须结合祛邪抗癌治疗。

中晚期肠癌患者，痰湿、瘀血久积体内，逐渐表现出腹痛拒按、低热、口渴、便秘、舌暗红、脉滑数等热性证候，这是毒邪瘀久化热的表现，清热解毒法是治疗的关键。临证取药时要注意，在缓解患者症状的同时，更重要的是抗癌，所以郁教授一般选用具有明显抗肿瘤作用的清热解毒方药，常用的药方有龙蛇羊泉汤（即白英、龙葵、蛇莓、土茯苓），清热解毒、活血利湿，尤其适用于腺癌的治疗；藤梨根清热解毒、健胃利湿，半枝莲清热解毒、活血散瘀、利尿，两药均具有有效的抗肿瘤作用，且均能导致腹泻，多用于肠癌合并便秘或存在细菌感染的情况，脾虚泄泻者慎用。

脾肾亏虚在肠癌的发生发展过程中始终存在，脾虚水湿运化失常，化生痰湿，肾虚失其温化，水湿泛滥，进而影响脾之运化，故肠癌患者亦多见痰湿阻滞之症，如腹胀面黄、纳呆食少、呕恶、厌食油腻、舌苔厚腻、脉弦滑等。腹部肿块及淋巴结肿大或转移，则为无形之痰内阻之症，治疗以化痰散结、健脾祛湿为主。郁教授常用化痰散结药物有浙贝母、夏枯草、海藻等，常用化痰祛湿方剂有四君子汤、平胃散、二陈汤等。

三、中西医结合治疗

（1）手术：是大肠癌唯一的根治方法，早期肠癌患者术后可服用中药辅助正气恢复，预防复发和转移，同时也可以防治术后并发症，如腹痛、腹泻、便秘、肠梗阻、胃瘫、尿潴留等。手术治疗易耗气伤血，郁教授治疗术后患者以健脾补肾、益气养血、恢复正气为主；手术有时不能完全根除癌毒，郁教授根据患者的情况，适当加用抗肿瘤的中药清除余邪。

（2）化疗：中晚期肠癌患者需要术后辅助化疗或术前新辅助化疗，对于无法行手术治疗的患者，化疗是其主要的治疗方法。如以奥沙利铂为主的 FOLFOX 化疗方案，首先出现的不良反应就是消化道反应，而奥沙利铂最具特征的不良反应是外周神经毒性反应，表现为长期的手脚麻木、疼痛，甚至功能障碍，以至于影响患者的生活质量及药物剂量的耐受性。此外，化疗引起的造血功能降低及骨髓抑制后引起的发热、乏力、抵抗力下降、出血等临床表现都是由于脾虚生血不足、摄血无力所致。化疗期间应重视补益脾胃之气，减轻消化道反应，提高化疗耐受性。化疗所致的周围神经毒性，属于中医"血痹""痹证"范畴，治疗应益气活血、温经通脉，郁教授常用黄芪桂枝五物汤益气温经、和血通痹。对于晚期大肠癌患者化疗结束后，多以维持治疗为主，侧重整体功能的维护，注重调理脾肾，以保"后天之本"，增强患者自身抗癌能力，以提高患者的生存质量，延长生存期。

（3）放疗：郁教授认为放射线属于"火热之毒"，易耗气伤阴，故放疗期间注重健脾益气、养阴增液；放射性肠炎是放疗最常见的并发症，由于放疗后导致毒热内结肠道，表现为腹痛、腹泻、便血、里急后重、肠道溃疡等症状，治疗上以清热解毒为主，同时重用收敛、止血药物防止肠道溃疡进展。郁教授曾用院内制剂黑降丹（由血余炭、蛋黄油等组成）灌肠治疗放射性肠炎，疗效显著。

四、应用举例

案例一

患者，女，64 岁，2014 年 3 月 20 日初诊。2014 年 2 月行结肠癌手术，病理：中分化腺癌，淋巴结转移 0/23，分期 pT2N0，术后未放化疗。现症见：乏力，手足发热，汗出多，偶有干咳，纳少，眠差，大便一日 3 次，质黏腻，小便调，舌暗苔薄，脉沉细弦。辨证：毒邪内结，气虚血瘀。治以益气活血解毒。处方：白术 10g，茯苓 10g，生黄芪 30g，党参 15g，藤梨根 15g，草河车 15g，白花蛇舌草 30g，白英 20g，龙葵 20g，炒酸枣仁 30g，首乌藤 30g，女贞子 10g，山茱萸 10g，牡丹皮 10g，石斛 10g，焦三仙 30g，鸡内金 10g，砂仁 10g。30 剂，每日 1 剂，水煎服。

2014 年 4 月 23 日二诊。患者仍觉乏力，发热汗出、眠差症状好转，纳可，大便一日 2 次，质偏稀，舌红有齿痕，苔薄，脉沉细滑。辨证：脾虚湿盛证。治以补气健脾，化痰祛湿。处方：生黄芪 30g，党参 15g，白术 10g，茯苓 10g，炙甘草 10g，枳壳 10g，厚朴花 10g，草河车 15g，白花蛇舌草 30g，白英 30g，龙葵 20g，蛇莓 15g，女贞子 10g，焦三仙 30g，鸡内金 10g，砂仁 10g。30 剂，每日 1 剂，水煎服。

2014 年 5 月 24 日三诊。患者乏力减轻，整体状况好转，近期复查未见复发转移，以上方为基础加减治疗 3 年余，患者病情控制平稳，未出现复发和转移。

按语 此案例为早期肠癌患者，手术后仅服中药治疗，病情控制平稳，未见复发转移。早期肠癌患者术后无须放化疗，可坚持服用中药治疗 3～5 年，既可以促进正气恢复，伤口愈合，预防术后并发症，又能够预防肠癌的复发和转移。

案例二

患者，女，45 岁，2015 年 7 月 15 日初诊。2014 年 12 月确诊为结肠癌伴肝转移，2015 年 2 月行结肠癌手术，术前新辅助化疗 2 次，术后辅助化疗 4 次。病理：溃疡型低分化腺癌，淋巴结转移 4/20，肝脏射频消融术 1 次，就诊时刚刚结束化疗，近期复查肝肾功能正常，白细胞 3.1×10^9/L，CEA 升高为 35.2μg/L。现症见：口干不欲饮，夜尿 3～4 次，月经不调，入睡困难，纳少，饭后易胃脘痞满，大便 1～3 次/日，质成形，舌暗红苔薄白，脉沉细滑。辨证属脾肾亏虚，毒邪内蕴。治以补肾健脾，抗癌解毒。处方：草河车 15g，白花蛇舌草 30g，柴胡 10g，姜黄 15g，山茱萸 10g，白英 30g，龙葵 20g，蛇莓 15g，生黄芪 30g，党参 10g，枳壳 10g，厚朴花 10g，玫瑰花 10g，炒酸枣仁 30g，首乌藤 30g，女贞子 10g，枸杞子 10g，焦三仙 30g，鸡内金 10g，砂仁 10g。30 剂，每日 1 剂，水煎服。

2015 年 8 月 17 日二诊。患者胃胀、夜尿、眠差好转，但口干口苦，胸胁胀满，舌暗苔白厚，脉沉滑。辨证属肝胆湿热，在上方基础上加龙胆草 10g，泽泻 10g 清肝泄热。

2015 年 9 月 16 日三诊。患者整体症状减轻，血常规、肝肾功能正常，CEA 下降为 15.6μg/L。

2015 年 10 月 20 日四诊。腹部 CT 检查肝脏转移未进展，余检查未见复发转移，以上方为基础加减治疗近 2 年，患者病情控制平稳。

按语　对于晚期肠癌患者，郁教授侧重调理脾肾，纠正机体"内虚"状态，提高患者免疫力，增加抗病能力，在保障患者生活质量的基础上应用抗肿瘤药物，控制肿瘤进展，尽可能延长患者的生存期。

郁教授评阅

　　近年来随着我国综合实力的兴盛发达，人们生活习惯和食谱发生了变化，我国结直肠癌的发病率也逐年增高，接近发达国家发病率。在我临证中，肠癌已成为常见癌症之一。数十年来，西医对肠癌的治疗也不断进步，同时中医药在癌症综合治疗中也发挥了重要作用，中西医结合治疗效果优于单纯西医治疗或单纯中医治疗。

　　本文对我治疗肠癌的认识和经验作了初步分析，对肠癌的病因病机及治疗作了论述；中医治疗癌症的最基本原则是扶正与祛邪相结合，患者以"内虚"为本，致脏腑瘀毒化热，扶正补虚以健脾补肾法为主，而祛邪则以清热解毒抗癌为主，同时要辨证与辨病相结合，整体治疗与局部治疗相结合，才能取得良效。中西医结合可优势互补，取长补短，提高疗效。

第十节　胰　腺　癌

胰腺癌是一种比较常见的恶性肿瘤，占全部恶性肿瘤的 2%[1]，总体表现为早期诊断率低，手术切除率低，放化疗不敏感，尚无有效治疗手段，生存时间短，生活质量差。

一、病因病机

胰腺癌可归属于中医学"积聚""黄疸""伏梁"范畴。胰腺癌的病位在肝、脾，常因外感湿邪、忧思恼怒、嗜食肥甘厚腻等因素，导致肝气郁结、痰湿蕴聚、瘀毒内结，日久不散，积而成瘤。关于本病病机，郁教授归结为以下三类。

（1）外感湿邪：日久伤脾，脾失运化，湿邪内聚，结而成瘤。正如《灵枢·五变》

所云："善病肠中积聚者……皮肤薄而不泽，肉不坚而淖泽，如此则肠胃恶，恶则邪气留止，积聚乃伤"，指出由于卫气不充、肠胃受损而邪气留止，积聚乃生。感受外界六淫之邪，邪气乘虚而入，留积不散，暑、燥、火邪可导致胃热，寒湿之邪易导致脾虚出现运化失常的病证，最终导致瘤的形成。

（2）内伤七情：肝主疏泄条达，脾主运化水湿。忧思伤脾，恼怒伤肝。肝气不疏，脾失健运，则气血运行失调，水液代谢紊乱，日久痰瘀互结，与毒相搏，结聚成瘤。《外科正宗》云："忧郁伤肝，思虑伤脾，积想在心，所愿不得志者，致经络痞涩，聚结成核。"

（3）饮食不节：酒食过度，暴饮暴食，损伤脾胃，聚湿成痰，影响气血运行，痰瘀互结，日久不散，积聚成瘤。《卫生宝鉴》云："凡人脾胃虚弱，饮食不节或生冷过度，不能克化，致积聚结块。"饮食起居不节多使胃肠胀满，腑气受损，传化失司，致使络脉、血脉散乱不收，而使脉内之血溢出于肠外，食饮不节不仅自伤肠胃，且使下部厥逆之寒邪乘虚而入，肠胃受损，正气不足，使邪气留著于腑，乃生积聚。

二、中医辨证论治

（1）肝气郁滞型：多见于胰腺癌早期，临床可见胸胁满闷，食欲减退，恶心呕吐，口干口苦，大便秘结，舌红苔薄，脉弦数。治以疏肝理气，解毒散结，临床多以柴胡疏肝散、小柴胡汤加减。

（2）肝胆湿热型：多见于胰腺癌中晚期，临床可见胸胁胀痛，目睛黄染，身热汗黏，腹背疼痛，皮肤瘙痒，恶心呕吐，大便干结或色如灰土或色如白垩，小便短赤，舌红苔黄腻，脉弦滑数。治以清肝利胆，通腑解毒，以经验方"胰头癌方"（由柴胡、茵陈、鬼箭羽、生大黄、姜黄等组成）加减。

（3）肝郁血瘀型：多见于胰腺癌中晚期，临床可见黄疸日久，色黄晦暗，面色黧黑，胁下肿块，刺痛时作，不思饮食，身体消瘦，舌暗有瘀斑，脉弦涩或细涩。治以疏肝解毒，益气活血，以经验方"胰体癌方"（由柴胡、金钱草、郁金、桃仁、红花等组成）加减。

（4）中虚湿阻型：多见于胰腺癌晚期，临床可见胃脘胀满，肿块隐痛，恶心纳呆，大便泄泻，色如陶土，神疲乏力，面色萎黄，舌淡苔白，脉沉弱。治以健脾温阳，益气祛湿，方以参苓白术散加减。

三、中西医结合治疗

胰腺癌的治疗以手术治疗为主，但多数患者在就诊时已属中晚期，失去了根治性切除的机会。化疗对胰腺癌尤其是胰腺癌晚期不能手术切除的患者是不可缺少的治疗手段，但目前总体疗效尚不理想。因此，对于胰腺癌应当尽可能早期诊断，争取行根治性切除手术，再加以放化疗、生物治疗和中医药治疗等手段进行综合治疗，以期延长生存时间，提高生存率。

（1）中医药与放化疗结合治疗：胰腺癌临床确诊时多处于中晚期，失去了手术根治机会。对手术不能切除的胰腺癌，放化疗为主要治疗方法。但放化疗给患者带来较大的毒副作用，多见气虚血瘀、脾肾亏虚之证，症见头晕乏力、恶心呕吐、纳呆及白细胞、血小板下降。中医药在提高肿瘤细胞对放疗的敏感性、降低毒副作用方面有明显优势。因此，在晚期胰腺癌放化疗联合中药治疗过程中，以放疗为主，以化疗增效、中药解毒增效为辅。治法以益气活血、健脾补肾为主，常用黄芪、太子参、白术、茯苓、枸杞子、泽泻、鸡血藤、炙甘草、赤芍、肿节风、鸡内金、砂仁等药。

（2）中医药配合高强度超声聚焦治疗：晚期胰腺癌患者使用中药联合高强度超声聚焦治疗对于无法治愈的胰腺癌患者可以减轻肿瘤负荷，减轻症状，缓解痛苦，延长生存时间，在此基础上为胰腺癌患者提供可能的治疗机会。中医药与物理治疗相结合是整体治疗与局部治疗相结合的一种新的治疗理念。中医药治疗胰腺癌注重整体观念，以辨证施治为治疗原则是胰腺癌综合治疗的重要手段之一。高强度超声聚焦所致的不良反应属中医学"热毒"范畴，可耗气伤阴，热邪蕴蓄中下焦，伤及络脉，而表现为大便出血不止等阴虚火热之证，因此，有必要结合中医辨证施治以"增效减毒"。

四、应用举例

患者，女，57岁，2014年4月19日初诊。2013年8月行胰尾高分化腺癌手术，侵及周围脂肪组织及神经组织，淋巴结转移1/10，术后化疗3周期（方案为单药注射用盐酸吉西他滨），放疗28次，口服卡培他滨片1个疗程，已停药。就诊时欲行下一周期化疗，白细胞（WBC）$2.36×10^9$/L，中性粒细胞绝对值（NE）$0.2×10^9$/L，CA199 109.3 KU/L，癌胚抗原（CEA）39 μg/L，眠欠安，患者自觉无其他明显不适症状，舌淡红苔白黄，脉沉细。辨证：肝肾阴虚，肝肾不足，气血亏虚。治以滋阴补肾，益气养血。处方：熟地黄12g，山茱萸12g，山药12g，牡丹皮12g，茯苓12g，泽泻12g，生黄芪30g，太子参30g，党参15g，北沙参30g，麦冬15g，石斛15g，补骨脂10g，肿节风15g，焦三仙10g，鸡内金10g，砂仁10g，炒酸枣仁30g，首乌藤30g。30剂，每日1剂，水煎服。

2014年5月16日二诊。已顺利完成第4周期化疗，查WBC $3.26×10^9$/L，NE1.4 $×10^9$/L，患者口干，大便黏腻，烦躁，乏力，左侧肩周疼痛，舌淡红苔白，脉沉细。患者血象已明显升高，出现口干、烦躁、大便黏等症状，考虑为化疗导致肝郁脾虚。处方：陈皮10g，法半夏10g，白术10g，茯苓10g，鸡血藤10g，黄芪30g，太子参30g，党参15g，北沙参30g，麦冬15g，石斛15g，葛根10g，北柴胡10g，郁金10g，延胡索15g，炙甘草6g，肿节风15g，焦三仙10g，鸡内金10g，砂仁10g。30剂，每日1剂，水煎服。

2014年7月20日三诊。患者已完成6个周期化疗，血象已升至正常，CA199 57KU/L，CEA 17μg/L，自诉肝功能异常，口干口苦，纳差，眠欠安，大便次数多，小便正常。舌淡红，苔薄腻，脉沉细弱。考虑患者已完成放化疗，故用药思路改为调理整体，控制肿瘤。处方：柴胡10g，姜黄10g，茵陈15g，八月札15g，白术10g，茯苓10g，生黄芪30g，党参15g，炒酸枣仁30g，首乌藤30g，白英30g，白花蛇舌草30g，金荞麦15g，焦三仙10g，鸡内金10g，砂仁10g。患者自诉肝功能异常故又加用姜黄10g，除改善肝功能之外还有控制肿瘤复发的作用。

2014 年 8 月 10 日四诊。患者结束化疗后接受高强度超声聚焦治疗。症见：腹痛，两胁肋胀痛，纳差，乏力，咳嗽，痰黄，大便干，小便短赤，舌暗，苔薄白，脉沉细数。辨证：肝胆湿热，气血亏虚。治法：清肝利胆，益气养血。处方：前胡 10g，杏仁 10g，陈皮 10g，法半夏 10g，姜黄 15g，虎杖 15g，延胡索 15g，白屈菜 15g，生黄芪 30g，党参 15g，鸡血藤 30g，女贞子 15g，枸杞子 10g，白英 30g，龙葵 20g，草河车 15g，莪术 10g，焦三仙 10g，鸡内金 10g，砂仁 10g。30 剂，每日 1 剂，水煎服。

按语 患者初次就诊时为术后，放化疗中，中医行配合治疗。在晚期胰腺癌的治疗方面，传统的放化疗疗效差，毒副作用大，影响患者的生存质量。中医药与放化疗相结合可减轻放化疗对机体所致的气血耗伤和脏腑失调，并对其他疗法有增效作用，亦可整体调节患者身体，支持放化疗顺利完成。化疗结束后进行高强度超声聚焦治疗，是中医药配合高强度超声聚焦治疗晚期胰腺癌。高强度超声聚焦应用于胰腺癌虽有多年的经验，但对肿瘤的局部控制仍需要与有效的全身治疗相结合，才可以提高对该病的控制水平。如果患者身体条件不允许接受手术、放化疗及高强度超声聚焦治疗时可采用单纯中医药治疗的方法。单纯中医药治疗简单可行、费用较少、生存期不低于其他治疗手段。中医药与放化疗、高强度超声聚焦治疗联合治疗胰腺癌有其独特的优势。中医药治疗胰腺癌注重整体观念，微创治疗注重消除局部病灶。中医药与物理治疗相结合，即整体治疗与局部治疗结合，这是一种新的胰腺癌治疗模式。

郁教授评阅

胰腺癌是常见消化道肿瘤之一，在饮食结构发生变化的社会，其发病率逐渐增高，在美国等发达国家较多见，因其难治，所以成为肿瘤病中疑难问题之一。此文根据临床及中医对本病的认识和研究做了介绍并初步总结了我的经验，目前胰腺癌应中西医结合治疗，中医药治疗有其特色，我在《郁仁存》一书中提到曾经治疗过的有病理证实的一例患者，经中医治疗后疼痛缓解，患者无进展生存期延长，后返回美国做化疗，不久即去世。此病例中，中医、西医治疗相比，说明中医治疗的优势更大。我们应当进一步研究胰腺癌的治疗方法。

参 考 文 献

[1] 吕文超，崔云甫. 胰腺癌流行病学和病因学研究进展 [J]. 世界华人消化杂志，2011，19（27）：2805-2809.

第十一节 前 列 腺 癌

前列腺癌是发生于前列腺体的恶性肿瘤，随着生活质量的提高，人均寿命的延长及前列腺特异性抗原筛查在临床中的广泛应用，前列腺癌目前已成为我国男性泌尿生殖系统发病率最高的恶性肿瘤，而且其发病率随着年龄的增长而增加，其中 70 岁以上为高发年龄[1]。目前针对中晚期前列腺癌的治疗，通常选用放疗结合内分泌治疗、单纯内分泌治疗或者化疗。但是，几乎所有内分泌治疗有效的患者经过中位时间后都将转变为激素抵抗性前列腺癌，加上放化疗的不良反应严重影响患者的生活质量，最终病情不能被控制[2]。近年来，中医药在治疗前列腺癌方面亦进行了积极的探索，在缓解内分泌治疗及放疗的不良反应、提高患者生活质量方面疗效显著[3]。

一、病因病机

在古代医学文献中，虽既无前列腺癌之病名，亦没有前列腺之脏腑，但有与前列腺癌小便淋漓不尽、尿流中断、尿频尿急、排尿困难、前列腺硬结、会阴疼痛等症状类似的记载。早在《素问·气厥论》中就有记载："胞移热于膀胱，则癃，溺血。"《灵枢·百病始生》曰："积之始生，得寒乃生，厥乃成积也。"清代沈金鳌在《杂病源流犀烛》中描述："血淋者，小腹硬，茎中痛欲死""闭癃之异，究何如哉，新病为溺闭，点滴难通也，久病为溺癃，屡出而短少"。从其症状上来讲，前列腺癌当属中医古籍中的"癃闭""血淋""劳淋"等范畴。

究其病因，本病好发于老年男性，且随着年龄增加其发病率增高，郁教授指出，老年男性年事已高，肝、脾、肾亏虚，正如《黄帝内经》所言：男子二八肾气盛，天癸至；五八肾气衰；六八阳气衰竭于上；七八肝气衰；八八天癸竭，精少，肾脏衰。"肾藏精，主生殖，开窍于前后二阴""肾有两脏也，其左为肾，右为命门。命门者，精神之所舍也。男子以藏精，女子以系胞，其气与肾通"。前列腺居于下焦，为藏精之所，属命门之肾，郁教授认为老年男性生理功能减退，久病体虚，导致肾精肾气亏虚及阴阳失调是前列腺癌发病的基础，再者前列腺位于下焦水湿代谢外出的必经之路，痰湿易滞，加之精府瘀血阻闭溺窍，日久成积，最终发展为前列腺癌。

二、中医辨证论治

1. 辨证分型

老年晚期前列腺癌患者辨为肝脾肾不足，治疗从补肾入手，平和阴阳，并且按照痰、瘀、毒偏甚将前列腺癌大致分为以下三型。

（1）脾肾亏虚，痰湿蕴结型：临床症状多见小便不畅，尿流变细或缓慢，尿频或淋漓不尽，或排尿无力、点滴而出甚至癃闭，面色少华，神疲乏力，形体偏胖，舌淡苔腻，边有齿痕，脉沉或滑。痰湿蕴久化热可出现血尿等症状。此证多见于局部晚期雄激素抵抗的患者，肾主水，脾主运化，肾阳亏虚，肾蒸腾气化功能失司，水液代谢失调，湿伤脾阳，脾失运化，痰湿蕴结，所以郁教授临床上治宜健脾补肾为主，佐以祛痰利湿之药，常以薯蓣丸加减，多用黄芪、党参、生地黄、熟地黄、山药等健脾补肾，外加半夏、茯苓等祛痰利湿，痰湿郁久化热则加减二妙散。

（2）脾肾亏虚，气滞血瘀型：临床症状多见小便点滴而下，或时而通畅，时而阻塞不通，会阴、少腹胀满疼痛，拒按，腰酸腿软，行走不便，舌暗有瘀，苔薄，脉细或涩。此证亦多见于前列腺癌复发晚期，精府瘀血阻闭溺窍，本身患者年老脾肾亏虚，放疗或者内分泌治疗往往又加重了脾气亏虚，肾阴不足而形成恶性循环，治宜健脾补肾、化瘀散结，郁教授常以天台乌药散加减，多用柴胡、乌药行气疏肝。

（3）肝肾亏虚，癌毒内蕴型：临床多见小便频数，点滴而出，夜尿频，口干口苦，潮热汗出，腰膝酸软，耳鸣，舌质红，苔薄黄，脉细数。此证多见于前列腺癌晚期或者脏腑、骨骼远处转移的前列腺癌患者，多数患者呈雄激素依赖型，且在内分泌治疗中。郁教授认为此时患者内分泌失调，雄激素过甚，导致肾阴不足，治宜滋补肝肾，泻火解毒，郁教授喜用六味地黄汤加减，不仅因其为中医古代经典方，有"三补三泻"的作用，而且六味地黄汤在中国研究证实确有防癌作用。

2. 特色用药

前列腺癌多发于老年男性，患者年老肝肾不足，天癸竭，精少，肾脏衰，肾主骨生髓，肾精不足，髓无以生，则骨无所养，癌毒易乘虚入骨，故前列腺癌患者较易发生骨转移。所以治疗老年晚期前列腺癌，补肾固本为第一位，但是，现代医学研究发现，前列腺癌的发生、发展和转归与体内的雄激素水平密切相关，因此，临床在应用补肾药物时，郁教授强调清补为要，避免使用鹿茸、附子等辛温大热壮阳之品，以补肾阴为主，药用女贞子、枸杞子、桑寄生、覆盆子等，以及避免使用一些有类雄激素样作用的中药，如人参、冬虫夏草、淫羊藿、肉苁蓉等。其中，女贞子和枸杞子是郁教授治疗前列腺癌最常用药对之一，二者均能滋补肾阴提高免疫力，同时，亦具有抗癌的作用，可谓是一举两得，女贞子常用剂量15～20g，枸杞子常用剂量10～15g。此外，脾为后天之本，脾虚后天之精则无以化生，使先天之精也难以充养，所以郁教授在用补肾药的同时也常常与健脾药同用。考虑到前列腺癌较易发生骨转移，故而郁教授亦常常在方药中加用补肾壮骨、填精益髓之品，如透骨草、补骨脂、骨碎补等以未病先防，先安未受邪之地。

三、应用举例

安某，男，75岁，2015年8月初诊。2015年5月，患者体检时发现血清前列腺特异抗原（PSA）增高，于当地三甲医院经直肠指诊（DRE）、MRI、ECT及前列腺穿刺活检等确诊为"中分化前列腺癌伴骨转移"，$T_2N_0M_1$（Ⅳ期）。未行手术，予戈舍瑞林内分泌治疗。既往有前列腺增生病史。复查：PSA 148 μg/L。症见：尿频，腰膝酸软，腰椎疼痛不适，低热，潮热盗汗，口苦口干，食少纳呆，眠差，大便调，舌质红，少苔，脉细弱。辨证为肝肾阴虚，毒邪内蕴。治以滋补肝肾，泻火解毒。处方：生地黄12g，山药12g，山茱萸12g，茯苓12g，泽泻12g，牡丹皮12g，女贞子20g，枸杞子15g，鸡血藤30g，生黄芪30g，党参20g，草河车15g，白花蛇舌草30g，补骨脂15g，透骨草15g，川续断15g，桑寄生15g，延胡索15g，炒酸枣仁30g，焦三仙30g，焦鸡内金10g，砂仁

10g，30 剂，每日 1 剂，水煎服，早晚饭后服用。

2015 年 9 月二诊。服药 1 个月后，患者自述腰骶部疼痛、腰膝酸软、乏力、纳食均较前明显改善，现夜尿频，汗出，眠差，大便稍干，1～3 日一行，舌红薄苔，脉沉细。处方：在上方的基础上去延胡索、砂仁，加浮小麦 30g，覆盆子 10g，半枝莲 15g，首乌藤 30g，30 剂，每日 1 剂，水煎服，早晚饭后服用。随后患者坚持中药联合内分泌治疗，每月复诊调方，每 3 个月复查 1 次，PSA 明显下降，趋于正常，服药近 2 年，患者自我感觉良好。

郁教授评阅

此文写得比较切合临床实际，但前列腺癌早期常无明显症状，想要早期发现就要提倡中、老年人定期做体检和肿瘤筛查，早期发现、早期诊断、早期治疗才能获得最佳疗效。前列腺癌的现代医学治疗方法和手段能够较好地控制病情发展，但也有不少不良反应和后遗症，所以中西医结合治疗是应推广的。此文所举的前列腺癌的病例，已是晚期前列腺癌患者，对于老年晚期前列腺癌患者，中医药的辨证治疗更为重要，老年患者肝脾肾亏虚，痰瘀毒邪内蕴，故而在健脾补肝肾的基础上，根据痰、瘀、毒的属性加用化痰、消瘀和解毒类药，以更好地控制病情。

参 考 文 献

[1] 那彦群，叶章群，孙颖浩，等. 中国泌尿外科疾病诊断治疗指南 [M]. 北京：人民卫生出版社，2014：61-62.

[2] 叶定伟，朱一平. 激素抵抗性前列腺癌的治疗选择 [J]. 现代泌尿外科杂志，2011，16（1）：6-9.

[3] 张瑶，李小江，杨佩颖，等. 中医药联合内分泌疗法治疗前列腺癌的研究进展 [J]. 时珍国医国药，2017，28（4）：952-954.

第十二节 膀 胱 癌

膀胱癌是泌尿系统最常见的恶性肿瘤之一，膀胱癌居我国男性泌尿生殖系肿瘤发病率首位，其发病率随着年龄的增长而增加，其中高发年龄是 50～70 岁 [1]。研究发现，吸烟、长期接触芳香胺类物质、肥胖、人乳头状瘤病毒（HPV）感染等都属于膀胱癌发病的危险因素 [2]。目前针对膀胱癌的治疗，主要以手术及膀胱灌注化疗为主，大多数膀胱癌可以进行膀胱部分切除或行经尿道膀胱肿瘤切除（TURBT）手术，术后膀胱灌注化疗虽能降低短期复发率，但并不能提高肿瘤患者的生存率 [3]，而且手术、放化疗的不良反应严重影响了患者的生活质量。研究发现，中药与手术、放化疗等相结合，不但能提高患者生活质量，减轻放化疗的毒副作用，同时也能减少术后的复发 [4]。

一、病因病机

膀胱者，州都之官，居于下焦，储存和排泄尿液，为水液代谢的通道。膀胱癌在古代文献中并没有明确的记载，临床上多表现为血尿，或小便涩痛，或排尿困难，根据临床症状，膀胱癌当属古代文献中"尿血""血淋""癃闭"的范畴。《诸病源候论》记载："劳伤而生客热，血渗于胞故也，血得热而妄行，故因热流散，渗于胞而尿血也""诸淋者，由肾虚而膀胱热故也""肾虚而小便数，膀胱热则水下涩"。宋代陈无择在《三因极一病证方论》中也认为："病者小便出血，多因心肾气结所致，或因忧劳、房事过度。"膀胱癌病位在膀胱，其证属本虚标实，郁教授认为其发病主要是由于肾气亏虚，膀胱气化功能失司，肾阴不足，虚热内生，脾虚不运，水湿不化，加之饮食辛辣，情志不畅，郁而化火，湿热蕴结，下注膀胱，气机不畅，血行瘀阻，进而湿热、瘀毒蕴结膀胱，日久浸淫，伤及脉络，最终发展为本病。

二、中医辨证论治

1.辨证分型

（1）脾肾两虚型：临床症状多呈间歇性，多见无痛血尿，小便无力，腰膝酸软，面色淡白，气短，乏力，头晕，耳鸣，纳少，舌淡红，苔薄白或腻，脉沉细。治宜健脾补肾，益气养血。常以四君子汤、六味地黄汤加减。此证多见于疾病初期或复发晚期体虚的患者，脾肾亏虚，再则瘀毒日久，伤及脾肾导致阳气的温煦、蒸腾、气化功能失司，影响膀胱的气化、水道的通调。郁教授临床多选用党参、茯苓、白术、熟地黄、山药、山茱萸、附子、肉桂等补脾肾以助膀胱气化。

（2）湿热下注型：临床症状多见血尿，尿急，灼热涩痛，小腹拘急疼痛，或纳呆食少，或心烦口渴，舌红，苔黄腻，脉滑数。治宜清热利湿，凉血解毒。常以八正散、小蓟饮子加减。此证型多见于膀胱癌灌注化疗期及化疗间歇期，多由湿热、瘀毒及化疗药物蕴结于膀胱所致，常以萹蓄、瞿麦清利下焦湿热，兼以凉血；栀子清泻三焦之热从小便而出；泽泻、车前子、滑石滑利尿道，一方面缓解排尿不适，另一方面加速化疗药的排泄，减少体内药物的残留时间，从而降低肾脏毒性。

（3）瘀毒蕴结型：临床症状多见排尿困难，小便涩痛，时有血尿或夹有血块，少腹坠胀疼痛，或腹部包块，舌质暗或有瘀斑，脉弦涩。治宜活血化瘀，解毒通淋。常以龙蛇阳泉汤加减。此证可见于术前或术后及局部复发的患者。对于瘀毒蕴结证，适当活血化瘀是必要的，但是活血力度不宜过大，而且活血同时须与益气中药相配伍，常以黄芪、党参、当归、赤芍、川芎益气扶正，活血化瘀。再配解毒抗癌药龙葵、白英、土茯苓等清热解毒，散结消癥。

（4）阴虚内热型：临床症状多见小便不畅，血尿，五心烦热，口干，消瘦，盗汗，腰膝酸软，头晕耳鸣，大便干结，舌红绛，苔薄黄，脉细数。治宜滋阴降火，凉血解毒。

常用知柏地黄丸加减。此证多是由于病变日久，肝肾阴亏，水不制火导致虚火内生。常以知母、黄柏泻火解毒；熟地黄、山药、山茱萸滋补肝肾；加用茯苓、泽泻、牡丹皮，补中有泻，补而不腻。

脾肾两虚证多见于膀胱癌初发或者晚期复发的体虚患者；湿热下注证多见于膀胱癌灌注化疗期及化疗间歇期；瘀毒蕴结证可见于术前或术后及局部复发的患者；阴虚内热证多见于康复期或病变日久的患者，临床上往往复杂多变，各证型之间又相互交叉，所以郁教授在辨证论治中也常常教导我们不可拘泥于理论，应该灵活变通，抓住主要矛盾，对症治疗。

2. 特色方药

对于膀胱癌，因其临床兼症复杂多变，所以治疗上郁教授强调要针对其不同的病机，在健脾补肾、清热利湿、滋阴降火、抗癌解毒的基础上辨证加减用药。

（1）强调健脾补肾：膀胱癌的发病根本主要责之于脾肾，"肾为先天之本，脾为后天之本"，后天之本有补养先天之本的作用，故临床上常补肾不忘健脾，补肾方常以六味地黄汤加减，健脾益气常用黄芪、党参、白术、茯苓。若出现五心烦热、盗汗等阴虚内热尤甚者，加用知母、黄柏以泻火解毒；若四肢不温、怕冷等肾阳不足者，加用淫羊藿、肉苁蓉以温补肾阳；若心慌、气短、汗出等气阴两虚尤甚者，加用太子参、麦冬、五味子以益气养阴；若口干、水肿阳虚水湿不化兼有阴虚者，加用桂枝温而不燥、猪苓利湿而不伤阴；若舌暗瘀斑瘀血甚者，加用桃仁、红花、莪术、鸡血藤等活血化瘀。对于晚期骨转移伴有骨痛的患者，常加用骨碎补、补骨脂、延胡索、徐长卿以补肾健骨止痛。

（2）注重清热利湿：中医治疗肿瘤虽然要遵循"治病求本"的原则，但是亦不应一味扶正补虚，理应顾及"标实"的症状。膀胱癌患者常可见小便灼热涩痛，淋漓不畅，血尿，或尿频、尿急、尿痛的膀胱刺激症状，多属湿热下注，治疗上常用八正散、小蓟饮子加减以清热利湿，凉血解毒。若出现血尿者，郁教授喜用血余炭、蒲黄止血消瘀，棕榈炭、藕节收敛止血，仙鹤草补虚止血，大蓟、小蓟、白茅根清热凉血止血；若血尿不止者加三七以止血，茜草、大枣以补血；若膀胱刺激征尤甚者加用黄柏、黄芩、鸭跖草、马齿苋以清热解毒；若尿频、遗尿者加芡实、覆盆子、金樱子以固精缩尿；若小腹胀痛、小便不利者加用枳壳、川楝子、大腹皮以行气止痛利水；若心烦失眠者加炒酸枣仁、首乌藤、柏子仁以养心安神。

（3）擅用抗癌解毒：膀胱癌的治疗不同于一般泌尿系感染，治疗上抗癌解毒亦是一项重要原则。在治疗膀胱癌时，郁教授常选用白英、龙葵、蛇莓、土茯苓、冬凌草等，其均具有解毒抗癌的作用[5]，临床上常相须为用，但白英、龙葵、蛇莓三味药苦寒易伤脾胃，且均有小毒，故临床用量一般不超过 30g，且脾胃虚弱者慎用。土茯苓，味甘、淡，性平，解毒、除湿力强，临床一般用 15g。冬凌草，味甘、苦，性微寒，功能清热解毒、活血止痛，临床上治疗膀胱癌一般用 15g。

三、应用举例

患者，男，66 岁，2015 年 6 月 18 日初诊。主诉：膀胱癌 TURBT 术后 1 年余，尿频尿急 7 日。患者于 2014 年 4 月因"间断性血尿"就诊于当地医院诊断为"膀胱癌"，遂行 TURBT 术，病理示高级别乳头状尿路上皮癌，术后行膀胱灌注吡柔比星化疗 22 次（2015 年 6 月 15 日结束）。现症见：尿急，尿痛，心烦口渴，纳可，眠欠佳，夜尿频，大便调，舌红苔薄黄稍腻，脉沉细滑。辨证为湿热下注，毒邪蕴结。治以清热利湿，解毒抗癌。处方：瞿麦 10g，萹蓄 10g，车前草 15g，鸭跖草 15g，炒栀子 10g，土茯苓 15g，白英 30g，龙葵 20g，蛇莓 15g，冬凌草 15g，鸡血藤 30g，枸杞子 10g，女贞子 15g，覆盆子 10g，黄芪 30g，党参 20g，焦三仙 10g，砂仁 10g。30 剂，每日 1 剂，水煎服。

2015 年 7 月 18 日二诊。患者自诉尿急、尿痛、心烦口渴症状明显改善，但仍有夜尿频，睡眠欠佳，时有遗尿，舌淡红，苔薄白，脉沉细。上方去瞿麦、萹蓄、鸭跖草、炒栀子，加用熟地黄 12g，山药 12g，山茱萸 12g，牡丹皮 12g，茯苓 12g，泽泻 12g，金樱子 10g。30 剂，每日 1 剂，水煎服。

2015 年 9 月 20 日三诊。CT 示左肾盂扩张，余未见明显异常。患者自述左下肢酸软，舌淡红，苔薄白，脉沉细滑。处方：瞿麦 15g，草决明 15g，沙参 15g，天花粉 15g，白花蛇舌草 30g，泽泻 15g，杜仲 10g，川楝子 10g，土茯苓 15g，鸡血藤 30g，山茱萸 10g，枸杞子 10g，女贞子 15g，黄芪 20g，桔梗 10g，甘草 6g，鸡内金 10g，砂仁 10g。60 剂，每日 1 剂，水煎服。

2015 年 12 月 31 日四诊。近日复查冠脉 CTA 示冠状动脉钙化，血胆固醇 5.8mmol/L，丙氨酸氨基转移酶（ALT）58U/L，余未见明显异常。舌淡红，苔薄白，脉沉细弦。处方：熟地黄 12g，山药 12g，山茱萸 12g，牡丹皮 12g，茯苓 12g，泽泻 12g，姜黄 15g，茵陈 15g，白花蛇舌草 30g，川楝子 10g，蛇莓 15g，黄芪 30g，白术 10g，鸡血藤 30g，枸杞子 10g，焦三仙 10g，鸡内金 10g，砂仁 10g。60 剂，每日 1 剂，水煎服。

2016 年 4 月 14 日五诊。患者活动后胸口紧闷不适，复查未见明显异常；舌淡红，苔薄白，脉沉细滑、稍数。处方：瞿麦 10g，全瓜蒌 15g，薤白 10g，太子参 15g，丹参 15g，麦冬 15g，柏子仁 10g，黄芪 30g，杜仲 10g，白花蛇舌草 30g，泽泻 10g，七叶莲 15g，五味子 10g，土茯苓 15g，甘草 6g，焦三仙 10g，鸡内金 10g，砂仁 10g。60 剂，每日 1 剂，水煎服。

2016 年 7 月 21 日六诊。患者术后两年余，未见复发，一般情况可，舌淡红，苔薄白，脉沉细滑、稍数。处方：熟地黄 12g，山药 12g，山茱萸 12g，牡丹皮 12g，茯苓 12g，泽泻 12g，瞿麦 10g，草河车 15g，白花蛇舌草 30g，川楝子 10g，蛇莓 15g，黄芪 30g，白术 10g，鸡血藤 30g，女贞子 15g，枸杞子 10g，焦三仙 10g，鸡内金 10g，砂仁 10g。60 剂，每日 1 剂，水煎服。随后患者定期复诊以此方加减，至 2017 年 4 月定期复查未见复发转移。

按语 本例患者初诊为膀胱癌术后，病理为高级别乳头状尿路上皮癌，灌注化疗数

次，病机为虚实夹杂，偏实为主，治疗以清热利湿、解毒抗癌为要，方中选用瞿麦、萹
蓄、车前草、鸭跖草、炒栀子清热解毒、利尿通淋，以改善膀胱刺激征，龙蛇羊泉汤加
减以抗癌，最后辅以黄芪、党参、枸杞子、女贞子扶正补益。二诊患者膀胱刺激征明显
改善，考虑可能由于手术及化疗伤及脾肾而出现夜尿频及时有遗尿等，故而加用六味地
黄汤加减以补肾固精。三诊、四诊、五诊继续中药辨证与辨病相结合，扶正与祛邪相结
合，在补肾抗癌的基础上兼顾其冠心病、高血脂等。六诊以后，经过调理及巩固预防治
疗，患者纳眠可，精神佳，二便调，多次复查均未见复发，随后患者定期复诊以此方加
减服药至今。

郁教授评阅

　　膀胱癌是临床上最易复发的恶性肿瘤，往往在手术后 3 个月膀胱镜复查时又发
现新病灶，再次电灼消除，3 个月后又有新病灶，有时可见数次频发的患者，现代局
部电灼消除或手术均为局部祛邪手段，膀胱癌频于复发主要是膀胱内环境未改变，
要防止复发必须从整体出发，"改变土壤"，即改变膀胱内环境及整体内环境，使之
不利于肿瘤生长，提高整体的抗癌能力，所以在临床上常见多次复发者来诊，服中
药后即未再复发，坚持维持治疗，改造土壤，达到长期治愈效果。

参 考 文 献

[1] 韩苏军，张思维，陈万青，等. 中国膀胱癌发病现状及流行趋势分析 [J]. 癌症进展，2013，
　　11（1）：89-95.

[2] 白云金，李金洪，魏强，等. 膀胱癌病因学研究进展 [J]. 现代泌尿外科志，2014，19（10）：693-697.

[3] 汤钊猷. 现代肿瘤学 [M]. 上海：复旦大学出版社，2011：1481-1496.

[4] 陈惠，马超英. 近年来中西结合治疗膀胱癌的研究进展 [J]. 中华中医药学刊，2014，32（4）：
　　740-741.

[5] 富琦，张青. 郁仁存应用清热解毒药物治疗肿瘤经验 [J]. 中医杂志，2014，55（21）：1815-1817.

第十三节　肾　　癌

　　肾癌是发生于肾实质细胞的恶性肿瘤，据报道[1]，肾癌在男性泌尿生殖系统中的发
病率仅次于前列腺癌和膀胱癌。在肾癌中约 80% 为透明细胞癌，而吸烟和肥胖被认为是
肾透明细胞癌发生的危险因素[2]。肾癌发病大多在 50 岁以上，男性多于女性，无痛性
血尿、腰痛及腹部肿块是肾癌常见的三大症状，肺和骨是常见的转移部位[3]。目前，对
于早中期肾癌患者以手术治疗为主，特异性免疫治疗在肾癌的治疗中占有重要的地位，
晚期患者则常采用靶向和免疫治疗为主的全身治疗。虽然单纯用中药治疗肾癌的文献报
道较少，但应用中医药配合西医治疗在提高机体免疫功能、减轻患者不良反应、稳定和

改善全身状况、延缓肿瘤生长等方面都有一定的疗效。

一、病因病机

中医古籍中关于肾癌的记载很少，其临床上多表现为无痛性血尿、腰痛、腰部或者腹部包块，根据其临床症状的描述，肾癌应归属于古代文献中的"腰痛""尿血""肾积"等范畴，肾者水脏，主津液，在调节体内水液代谢方面发挥着极为重要的作用。《诸病源候论》中记载："劳伤而生客热，血渗于胞故也，血得热而妄行，故因热流散，渗于胞而尿血也。"宋代陈无择在《三因极一病证方论》中记载："病者小便出血，多因肾气结所致，或因忧劳、房事过度。"此外，在治疗腰痛方面《证治汇补》指出："惟补肾为先，而后随邪之所见者以施治。"对于肾癌的病因病机，郁教授认为多是素体肾气不足，邪气自外乘之，以至水湿不化，湿毒内生，或外受湿热邪毒，结于腰府，日久气滞血瘀凝聚成积块。

二、中医辨证论治

1. 辨证分型

郁教授根据中医辨证论治的原则，结合自身多年的临床经验，大致将肾癌分为以下三个基本类型。

（1）脾肾不足，余毒未尽型：临床多表现为术后腰痛，疲乏体弱，偶有低热，舌淡红，苔薄白，脉沉细或细滑。治宜健脾补肾，解毒通淋。常用六味地黄汤、四君子汤加减。此证多见于肾癌术后，发现有局部浸润，或者淋巴、小静脉癌栓的患者。郁教授认为此证治疗关键在于防止复发和转移，为巩固手术效果，首先必须提高自身免疫力，故而此时多用六味地黄汤、四君子汤加减以健脾补肾扶正为主，佐以土茯苓、半枝莲、瞿麦等解毒通淋，以期获效。

（2）湿热瘀毒型：临床多表现为血尿不止，腰痛加剧，腰部或腹部肿块日见增大，伴有口渴、发热、纳呆食少，舌暗红，苔黄白，脉滑数或弦滑。治宜清热利湿，活血解毒。常用龙蛇羊泉汤加减。此证多见于中晚期患者或者手术后复发的患者，多由湿热瘀毒及化疗、免疫治疗药物蕴结体内所致，故而郁教授常用白英、龙葵、蛇莓、土茯苓、草河车、白花蛇舌草清热解毒抗癌；萹蓄、瞿麦利湿通淋；仙鹤草清热止血；延胡索活血止痛，使患者症状减轻，控制病情发展。

（3）气血双亏，毒热瘀结型：临床多表现为乏力气短，咳嗽气促，面色晦暗少华，消瘦，肿块日见增大增多，口干，低热，心烦，疼痛，舌淡有瘀，苔白或黄白，脉沉细弱或虚大而数。治宜补气养血，解毒散瘀。常用八珍汤加减。此证多见于肾癌晚期恶病质患者，气血大亏，无法耐受攻伐，故郁教授多以八珍汤加减以补气养血扶正为主，佐以僵蚕散结；半枝莲、白花蛇舌草清热解毒；延胡索活血止痛。

中医药可减轻患者痛苦，改善生活质量，延长生命。在中医辨证论治过程中，虽然脾肾不足，余毒未尽证多见于肾癌术后患者，湿热瘀毒证多见于肾癌中晚期患者或术后复发患者，气血双亏，毒热瘀结证多见于晚期恶病质患者，但是临床上病情往往复杂多变，各种证型表现相兼不一，所以郁教授亦常教导学生应融会贯通，灵活辨证，随症加减，对症治疗。

2. 特色用药

肾癌的发病部位在肾，肾虚是发病的关键，郁教授在治疗肾癌上以滋阴补肾，提高免疫为主，强调补虚是重点，方药以六味地黄汤为基础方，常常加枸杞子、女贞子、补骨脂等滋补肝肾的药物。现代研究也已证实，免疫治疗对肾癌的发展有一定的抑制作用，而中医健脾补肾药对机体自身的细胞免疫、体液免疫均有增强的作用。

（1）女贞子、枸杞子：均能滋补肾阴，两药合用主要是提高患者的免疫功能，增强抗癌作用，同时又保护肝肾功能及造血功能，故郁教授在临床中几乎诊治每位肾癌患者都配伍此两味药物（女贞子 15～20g，枸杞子 10～15g）。

（2）山萸肉、补骨脂：山萸肉补益肝肾，偏重补肾阴；补骨脂温补脾肾，偏重补肾阳，同时现代研究已证实两者均具有抗肿瘤作用，是郁教授喜用的一对补肾抗癌药物，正如寓攻于补，一举两得，二者常用剂量均为 10～15g。

此外，对于血尿不止者，郁教授常加用仙鹤草、白茅根、大蓟、小蓟等；腰膝酸软者常加用川续断、狗脊、杜仲等；心烦失眠者则加用首乌藤、炒酸枣仁、合欢花等；癌痛明显者则加用延胡索、徐长卿、白屈菜等。

三、应用举例

张某，男，55 岁，2014 年 5 月 20 日初诊。主诉：右肾癌术后 6 个月。患者于 2013 年 12 月因"腰痛不适数月"就诊于中国人民解放军总医院发现右肾占位，行根治性肾切除，术后病理示右肾透明细胞癌，局部穿透肾包膜，侵及肾实质，肾周组织、肾上腺及输尿管残端、血管残端未见癌浸润，淋巴结转移 0/8。初诊患者主要表现为腰酸不适，乏力易疲劳，面色萎黄，小便色深，夜尿频，纳眠一般，大便正常。舌暗红，苔薄白，脉沉细滑。辨证为脾肾不足，余毒未尽。治以健脾补肾，解毒抗癌。处方：生地黄 12g，山药 12g，山茱萸 12g，茯苓 12g，泽泻 12g，牡丹皮 12g，女贞子 15g，枸杞子 10g，狗脊 10g，土茯苓 15g，白英 30g，龙葵 20g，生黄芪 30g，党参 20g，鸡血藤 30g，焦三仙 30g，焦鸡内金 10g，砂仁 10g。30 剂，每日 1 剂，水煎服。

该患者为手术后康复期，毒瘤虽去，但正气已亏，所以此时以六味地黄汤加减健脾补肾，佐以白英、龙葵解毒抗癌。服药 1 个月后，二诊患者自诉体力较前好转，偶干咳，仍夜尿频，偶遗尿，舌淡红，苔薄白，脉沉细。考虑肾癌病灶在肾，但易肺转移，且肺为肾之母，故郁教授二诊加用五味子 10g 以补肺益肾，预防肺转移；加用覆盆子 10g 以益肾固精缩尿。随后每 1～2 个月复诊，以此方进行加减，患者服汤药 3 年不辍，定期复查肿瘤标志物及腹部 B 超等均未见明显异常，嘱其继续服药，定期复查，以防复发。

按语 肿瘤之为病，郁教授早在数十年前就提出"内虚学说"[4]，即机体内正气的亏虚是肿瘤形成的根本病机，肿瘤患者因虚罹病，病后癌毒及其他治疗的干预措施使患者更为内虚，肾癌病位在肾，以尿血、腰痛为主症，郁教授认为肾虚是其发病的基础，治病需求本，故而在肾癌治疗上始终强调保护正气，注重补肾，攻伐不宜太过，以免伤正。

郁教授评阅

　　随着现代医学对肾癌治疗的进展，中医药的辅助治疗作用也越来越不容忽视。在中西医结合治疗过程中，临床研究实践已出现了新疗法，与此同时中医药的辨证也出现了相应的发展。大部分肾透明细胞癌存在基因失调，这些肿瘤发生发展的生物学机制逐渐成为靶向治疗的基础。研究报道贝伐单抗、甲磺酸阿帕替尼片、甲苯磺酸索拉非尼片及新在研的 Temsirolimus 等靶向药物虽有一些疗效，但患者的不良反应也较明显，常见腹泻、皮疹、高血压、疲劳、手足综合征、恶心、纳差等，我们在临诊中证明配伍中医药辨证施治，常能明显减轻这些毒副作用。之前的生物治疗如干扰素、白介素-2 等也有发热、肝肾功能损伤等毒副作用，配伍中药亦可减轻不良反应，增加疗效。

参 考 文 献

[1] Chen W，Zheng R，Baade PD，et al. Cancer statistics in China，2015［J］. CA Cancer J Clin，2016，66（2）：115-132.

[2] 花宝金，候炜. 朴炳奎治疗恶性肿瘤经验撷萃［M］. 北京：中国中医药出版社，2014：304.

[3] 袁俊斌. 肾癌中 EZH2 表达的临床意义及靶向 EZH2 的 siRNA 对肾癌 ACHN 细胞影响的实验研究［D］. 长沙：中南大学，2011.

[4] 郁仁存. 中医肿瘤学（上册）［M］. 北京：科学出版社，1983：12-19.

第十四节　宫　颈　癌

　　宫颈癌是妇女最常见的恶性肿瘤之一，在全球妇女恶性肿瘤发病率中位居第二。宫颈癌普查高发年龄段为 60～69 岁，而来医院就诊患者则以 40～59 岁为最多，但近 50 年来，宫颈癌年轻化的倾向十分明显。现代研究已经证实，宫颈癌的发生与 HPV 长期感染有关，HPV 的清除与否是发生宫颈癌的关键。在临床中宫颈癌可通过细胞学（TCT）和 HPV 检查早期诊断[1]。因此郁教授认为，早发现、早诊断、早治疗是阻断宫颈癌发生发展的重要手段，中晚期患者经过中西医结合治疗亦能获得较好的远期疗效。

一、病因病机

　　中医对本病病因病机的认识，经过历代医家的不懈探索和总结，已渐成体系。现综合各家论述，大致归纳为三点。一是风寒湿毒外侵：一般多由经行、产后，损伤冲任，血室正开，胞脉空虚，风寒湿毒乘虚而入，瘀阻于胞宫。二是冲任损伤，肝郁气滞：古代医学家认为"崩中"与冲任损伤有关，如巢氏《诸病源候论》说："崩中之病，是伤损冲任之脉……冲任气虚，不能统制经血，故忽然崩下……伤损之人，五脏皆虚者，故五色随崩俱下。"后李东垣指出："妇人崩中者，由脏腑损伤冲任二脉，气血俱虚故也，二脉为经脉之海，血气之行，外循经络，内荣脏腑，若气血调适，经下依时，若劳动过极，脏腑俱伤，冲任之气虚不能制约其经血，故忽然而下，谓之崩中暴下。"由于妇女生理特点等因素，故妇女的情志比较脆弱，容易引起情绪波动，或所愿不遂，或忧思忿怒，长此以往，内伤七情，肝气郁结，疏泄失利，横逆克土，脾虚湿困，湿邪蕴久生热，气滞、瘀血、湿毒互相胶结，流注于下焦而致。三是下元虚寒：女子年近七七，天癸将竭，冲任脉虚，阴阳失调或房事不节，多产多育，损伤肾气，肾阳不足，命门火衰，温煦无能，以致胞脉气血运行受阻，瘀毒内结，血败肉腐，终成恶疾。

二、中医辨证论治

1. 辨证分型

宫颈癌的中医治疗需全身治疗与局部治疗相结合。全身治疗以辨证施治、内服汤药为主，局部治疗则以中药外用为主。

（1）肝郁气滞型：表现为胸胁胀满，情绪郁闷或心烦易怒，少腹胀感，全身窜痛，口苦咽干，白带稍多，阴道流血夹有瘀块。舌质稍暗或正常，苔薄白或微黄，脉弦。此型宫颈局部轻度糜烂或呈小菜花损害。辨证：肝郁气滞。治法：疏肝理气，解毒散结。处方：当归10g，柴胡10g，青皮10g，陈皮10g，郁金10g，杭白芍10g，茯苓15g，白术10g，川楝子10g，黄芩10g，半枝莲30g，败酱草20g，白花蛇舌草30g。此型病情较早，以局部病变为主。柴胡、青皮、陈皮、郁金、川楝子疏肝理气；茯苓、白术健脾利湿；当归、杭白芍柔肝养血，配以清热解毒的黄芩、半枝莲、败酱草、白花蛇舌草以控制癌症。局部外用药见特色方药。

（2）肝肾阴虚型：表现为头晕耳鸣，目眩口干，腰膝酸痛，手足心热，夜寐不安，便秘尿赤，有时阴道流血，舌质红或正常，苔少或有剥脱，脉弦细。宫颈局部常为结节型、菜花样或溃疡。辨证：肝肾阴虚，毒热瘀结。治法：滋补肝肾，解毒清热。处方：生地黄20g，知母10g，黄柏10g，女贞子15g，枸杞子10g，山茱萸15g，草河车10g，半枝莲30g，旱莲草30g，焦三仙30g，大、小蓟30g，山药10g。生地黄、女贞子、枸杞子、山茱萸、旱莲草、山药滋补肝肾；知母、黄柏、草河车、半枝莲、大蓟、小蓟清热解毒；焦三仙开胃助消化。

（3）湿热瘀毒型：表现为白带多，色如米泔或黄或粉污，气臭，少腹胀痛，脘闷纳差，尿黄便干，舌质暗红，苔黄腻或白腻，脉滑数或弦滑。宫颈局部菜花样坏死溃疡，继发感染。辨证：湿热瘀毒，蕴结下焦。治法：清热利湿，解毒化瘀。处方：土茯苓30g，败酱草30g，瞿麦20g，蒲公英30g，生薏苡仁20g，半枝莲30g，萹蓄15g，苍术10g，厚朴 10g，车前草 30g，龙葵 30g，赤芍 10g。土茯苓、败酱草、蒲公英、半枝莲、龙葵清热解毒；生薏苡仁、苍术、厚朴健脾燥湿；瞿麦、萹蓄、车前草清热利湿；赤芍活血化瘀。

（4）脾肾阳虚型：表现为神疲乏力，腰酸膝冷，纳少，小腹坠胀，白带清稀而多，或大量阴道流血，大便先干后溏，舌质胖，舌苔白润，脉细弱。辨证：脾肾阳虚，中气不足。治法：健脾温肾，补中益气。处方：黄芪 30g，党参 15g，白术 10g，茯苓 10g，吴茱萸 10g，补骨脂 10g，升麻 10g，附子 6g，寄生 15g，生龙骨 30g，生牡蛎 30g，山药 10g。黄芪、党参、白术、茯苓、山药健脾益气；吴茱萸、附子温阳；补骨脂、寄生补肾；升麻升举中气；生龙骨、生牡蛎固摄，止血，安神。在临床上，可以根据宫颈癌的出血、疼痛、带下三个主症，在上方基础上加减用药。

2. 特色方药

局部用药：宫颈局部外用中药，可直接作用于肿瘤局部消除肿瘤。如黑倍膏等外用药。另外，掌叶半夏、莪术制剂、复方阿魏、香葵精油、鸦胆子油等治疗宫颈癌，均有较好疗效。

三、中西医结合治疗

（1）外科手术与中医药结合：手术是对机体气血阴阳平衡的一个外来损伤，中药可以辅助患者术后恢复，调和气血，通过中医辨证治疗，可以减少患者术后并发症，提高机体免疫力，改善患者生活质量。

（2）化疗与中医药结合：化疗是宫颈癌患者中晚期或伴有局部及远处转移时需要采用的治疗措施，中药可以明显减轻化疗过程中的不良反应，提高化疗效果。若患者出现恶心呕吐，可加陈皮、半夏等；血象降低，可加鸡血藤、茜草、大枣、土大黄等；乏力明显，可加黄芪、党参、白术等。

（3）放疗与中医药结合：放疗是宫颈鳞癌常用的治疗手段，放疗后容易对宫颈及其邻近部分产生放射性炎症，中药局部外用往往疗效显著，如北京中医医院特色制剂血余蛋黄油、黑倍膏等。

四、应用举例

患者，女，64 岁。因"发现宫颈鳞癌 5 年余"就诊，未手术，同步放化疗后。现症见：乏力，晨起恶心，干咳，头晕，口干，心慌，焦虑，入睡难，梦多，纳可，小便调，大便不成形，3～4 次/日。舌暗胖，苔薄白，脉沉细弦。处方：川楝子 10g，土茯苓 15g，儿茶 10g，炒白术 10g，茯苓 10g，生黄芪 30g，党参 15g，鸡血藤 30g，莪术 10g，拳参 15g，白花蛇舌草 30g，焦三仙 30g，鸡内金 10g，砂仁 10g，炙甘草 6g，川芎 10g，白芷 10g，葛根 10g，冬凌草 20g，石菖蒲 15g，郁金 10g。30 剂，每日 1 剂，水煎服。

复诊：患者自述乏力较前明显减轻，精神状态转佳，大便成形，每日次数减少，但仍感入睡困难。郁教授在前方基础上加用炒酸枣仁 30g，柏子仁 10g，生龙骨 15g，生牡蛎 15g，龟板 15g，远志 10g。服药 14 剂，失眠及心慌头晕好转，无特殊不适。

按语 郁教授认为，患者放化疗后机体气虚阴伤，抗病能力减弱，应用生黄芪、党参、茯苓、白术以健脾补气，扶正固本；莪术、川芎、拳参、白花蛇舌草等活血化瘀消癥；石菖蒲、郁金、炒酸枣仁、柏子仁、远志、龟板等养心安神敛阴；冬凌草清热解毒，抗肿瘤（以鳞癌为主）。

郁教授评阅

中医称子宫为"胞宫"，称宫颈为"胞门"，《金匮要略·妇人杂病脉证并治》中说："妇人之病，因虚积冷结气，为诸经水断绝，至有历年，血寒积结胞门，寒伤经络"，指出积结"胞门"，说明病在宫颈，故病机尚与积冷，结气，正虚及冲、任、肾、带诸经病变有关。

宫颈癌中医治疗除辨证施治内服汤药外，局部外用中药可直接作用于肿瘤局部而消除肿瘤。局部用药对早期宫颈癌效果较好。北京中医医院于 20 世纪 60 年代在妇科子宫丸基础上，研制了黑倍膏等外用药，配合辨证论治口服中药，于 1958—1968 年治疗 62 例宫颈癌，1972 年追访总结 5 年治愈率为 53.2%，1977 年随访，10 年治愈率为 37.9%，后江西妇产医院用"三品一条枪"锥切疗法治疗原位癌及Ⅰa 期宫颈癌，170 例（1980 年）均达近期治愈。

中医药与手术、放疗或化疗相结合治疗宫颈癌，效果显著，中医药对放疗后遗症（如放射性膀胱炎、放射性直肠炎等）亦有防治作用。

本文所举病例为晚期宫颈癌患者同步放化疗后机体失调，以扶正与祛邪中药相结合为原则进行后续治疗，患者的症状及生活质量得到明显改善，表明中医药在维持治疗中有很重要的作用。

参 考 文 献

[1] 曹泽毅. 中华妇产科学（临床版）[M]. 北京：人民卫生出版社，2010.

第十五节 子宫内膜癌

子宫内膜癌亦称子宫体癌或子宫内膜腺癌，多见于老年妇女。子宫内膜癌是妇科生殖系统三大恶性肿瘤之一，已占到女性生殖系统恶性肿瘤的 20%～30%，其发病率在欧美地区最高，亚洲的发病率相对较低，但近年来有上升趋势[1]，目前的治疗措施以手术、放化疗及激素治疗为主，然而放化疗及激素治疗存在明显的毒副作用，因此，中医药防治子宫内膜癌成为研究趋势。

一、病因病机

中医文献中并无子宫内膜癌的专门病名，但一些临床表现在"崩漏""五色带""断经后再经""癥瘕"中有记载。如唐容川在《血证论》中曰："崩漏者，非经期而下血之谓也。"《医学入门》云："凡非时血行，淋漓不断，谓之漏下；忽然暴下，若山崩然，谓之崩中。"《医宗金鉴》曰："……更审其带淋漓沥沥物，或臭或腥秽，乃败血所化，是胞中病也，若是疮脓，则非瘀血所化，是内痈脓也。"以上描述，与中晚期子宫内膜癌症状相似。对于子宫内膜癌的病因，古典医籍中亦有类似的描述，如《医宗金鉴》认为五色带下"皆湿热所化"。《诸病源候论》曰："带下病者，由劳伤血气，损动冲脉任脉，致令其血与秽液兼带而下也。"中医认为子宫内膜癌的主要病因病机是肝肾阴虚，冲任二脉功能失调，或脾虚生湿，湿蕴化热，湿热注于胞宫，气滞血瘀，毒邪凝结，阻于胞宫。

二、中医辨证论治

子宫内膜癌由于临床病情复杂，就诊时早晚分期不同，故表现证型不同，大致可见如下几型。

（1）湿毒蕴结型：阴道不规则出血，带下黄赤，臭秽难闻，小腹坠痛，口黏口苦，纳呆腹胀，小便黄浊，大便不畅，舌质红，苔黄腻，脉滑数。辨证：湿热下注。治法：清热利湿，解毒抗癌。处方：黄连解毒汤合三妙散加减。黄连9g，苍术12g，土茯苓30g，败酱草30g，刘寄奴30g，白花蛇舌草30g，车前草30g，苦参12g，甘草6g，仙鹤草30g，紫珠草30g。若腹胀甚者，加乌药15g，川厚朴10g；大便不畅者，加广木香9g，川厚朴12g；心烦易怒者，加柴胡15g，栀子12g，合欢花15g。

（2）瘀血内阻型：阴道出血，色紫黑、有血块，小腹可触及肿块，部位固定，腹痛如针刺刀割，入夜加重，舌质暗有瘀斑，脉涩。辨证：血阻胞宫。治法：活血化瘀，消癥止痛。处方：少腹逐瘀汤加减。当归15g，赤芍15g，小茴香9g，干姜9g，延胡索9g，制没药5g，川芎9g，肉桂5g，五灵脂12g，炒蒲黄9g，莪术10g，甘草6g。若纳呆不食者，加鸡内金15g，砂仁10g，焦三仙30g；出血量多者，加血余炭15g，仙鹤草30g。

（3）正虚毒瘀型：阴道出血不止，流出瘀血块或腐肉，排出物臭秽异常，小腹部及腹部剧烈疼痛，并向下肢放射，身体进行性消瘦，面色萎黄，神疲乏力，舌质暗淡，脉沉细无力。辨证：正气虚弱，瘀毒内陷。治法：扶正祛邪，解毒止痛。处方：扶正解毒汤加减。黄芪30g，太子参30g，当归15g，赤芍15g，土茯苓30g，益母草30g，天花粉30g，苦参15g，川楝子10g，蒲黄15g，延胡索15g，白英30g，龙葵20g，蛇莓20g，甘草6g。若痛甚者，加白屈菜15g，制乳香5g，制没药5g。

（4）肾阴亏虚型：阴道不规则出血，量多少不一，色鲜红，头晕目眩，耳鸣心悸，五心烦热，两颧红赤，腰膝酸软，舌红少苔，脉细数。辨证：肾亏精虚，冲任不固。治法：养阴补肾，固冲止血。处方：左归丸加减。熟地黄15g，怀山药12g，山茱萸12g，菟丝子12g，枸杞子15g，龟板胶12g，女贞子9g，旱莲草15g，甘草6g。若头晕耳鸣者，加当归10g，石菖蒲10g，桑寄生15g，牡丹皮12g；心烦不眠者，加炒酸枣仁20g，合欢花10g，黄连3g；出血量多者，加茜草炭15g，黄芩炭12g，仙鹤草30g。

三、应用举例

患者，女，52岁。主因"子宫内膜癌术后，放疗后"就诊，病理提示中分化子宫内膜样癌，曾行紫杉醇+卡铂化疗1次，放疗25次后，1周以后拟行下一周期化疗。现症见：口干口苦，纳差，乏力，眠安，大便不畅，2～3次/日，舌淡胖，有齿痕，苔薄白，脉沉细滑。处方：川楝子15g，土茯苓15g，陈皮10g，清半夏10g，鸡血藤30g，女贞子15g，枸杞子10g，生黄芪30g，党参15g，厚朴花10g，山茱萸10g，补骨脂10g，生白术10g，茯神10g，炙甘草6g，焦三仙30g，鸡内金10g，砂仁10g，茜草15g，大枣6枚。14剂，每日1剂，水煎分服。

二诊：患者自述乏力、纳差较前减轻，大便不畅有所改善，余未诉特殊不适。

按语 郁教授认为，患者目前仍处于化疗过程中，化疗药物为攻伐重药，且为寒凉之品，故化疗中的用药原则以扶正固本为主，因而未再加解毒抗癌之品，化疗期间要注意健脾补肾，调养气血，以预防化疗导致的免疫抑制、骨髓抑制、血象下降。故处方以生黄芪、党参健脾益气；另加升血汤中要药：鸡血藤、女贞子、枸杞子、山茱萸、补骨脂以滋补肝肾，预防化疗后骨髓抑制；茜草、大枣联用有提升血小板及预防血小板下降之功效。考虑患者服此方未诉特殊不适，告知其化疗期间可继续服此方。正如《黄帝内经》所云："正气存内，邪不可干。"

四、小结

子宫内膜癌的治疗原则是以手术为主，配合术前、术后放疗和孕激素或其他化学药物的辅助治疗。因此中西医治疗的合理选择与安排显得尤为重要，在手术后、放化疗过程中可以配合中药进行治疗，手术、放化疗结束后，可以在较长时间内运用中药调理。

子宫内膜癌进行手术切除，术前或术后配合中药治疗，能明显提高手术效果。术前应用中药以减轻症状、缩小瘤体、增强体质、提高切除率。术后应用中药以补气养血，调整脏腑功能，提高机体的免疫力，减少术后并发症和后遗症。

放化疗治疗子宫内膜癌的不良反应较多，放化疗期间同时服用中药不仅可提高放化疗效果，亦可明显减轻不良反应，增强体质，改善生存质量，延长患者的生存期。

在现代中西医结合治疗中，子宫内膜癌常接受手术、放疗和内分泌治疗，故治疗中及治疗后的证型变化更为多样，总体来说，治疗后以虚证为主，但有时虚实夹杂，此时多伴有复发或转移，值得注意。

郁教授评阅

子宫内膜癌是女性生殖器常见的癌症之一，治疗上亦应以中西医结合为主。在早中期常以手术切除为主，晚期需进行综合治疗。中医均以扶正与祛邪为原则，结合放疗，这是局部与整体相结合的治则。因本病为癌症，故仍以辨证与辨病治疗相结合，除辨证分型论治外，也要结合解毒抗癌中药。临床上，患者常经过手术、放化疗后或内分泌治疗中，这些都是消除肿瘤的祛邪手段，中医药则根据这些治疗给机体带来的和产生的不同毒副作用，予以扶正调理，做到中西医结合、扶正祛邪、取长补短、减毒增效。在维持治疗期间，中医药亦可发挥重要作用，减轻患者病痛，提高患者生存质量，并能延长生存期。本文所举病例为术后、放疗后又行化疗的患者，配合使用中药可减轻化疗的不良反应，增强化疗效果。

参 考 文 献

[1] Jemal A，Bray f，Center MM，et al. Global cancer statistics [J]. A Cancer Journal for Clinicians，2011，61（2）：69-90.

第十六节 卵 巢 癌

卵巢癌是女性生殖系统常见恶性肿瘤，约占女性生殖道恶性肿瘤的 20%，5 年生存率为 30%～40%[1-3]，病死率居妇科恶性肿瘤之首。西医治疗以手术治疗为主，术后进行化疗，少数进行放疗。但因患者术后体弱，放化疗的不良反应常影响西医治疗进程和效果。中医药治疗卵巢癌在增强机体免疫力，减轻放化疗不良反应等方面效果显著[4]。

一、病因病机

卵巢癌是女性生殖系统常见的三大恶性肿瘤之一，占女性生殖道恶性肿瘤的20%左右[1]，在中国的发病率仅居子宫颈癌、子宫体癌之后，位于第三位。其缺乏早期特异性症状，隐匿性强，发现时大约有2/3已经处于中晚期，5年生存率徘徊于30%～40%，病死率居妇科恶性肿瘤之首[2-3]。

目前，西医治疗卵巢癌以手术治疗为主，术后进行化疗，少数患者行放疗。但临床治疗中往往因患者术后体质虚弱，自身进食差，放化疗的毒副作用，影响西医治疗的进程和效果。目前研究发现[4]，中医药治疗卵巢癌在调整阴阳平衡，增强机体免疫力，减轻放化疗毒副作用等方面成效显著。

中医古代并没有卵巢癌的病名，需从古代医籍对一些病状的描述上入手，寻找其中与卵巢癌症状相符的。郁教授在所著《中医肿瘤学》[5]中提出中医古籍中"肠覃""癥瘕"

病状与卵巢癌相类似。如《说文解字》曰："瘕，女病也。"《灵枢·水胀》载有肠覃，说："寒气客于肠外，与卫气相搏，气不得荣，因有所系，癖而内著，恶气乃起，息肉乃生。其始生也，大如鸡卵，稍以益大，至其成，如怀子之状，久者离岁，按之则坚，推之则移，月事以时下，此其候也。"葛洪在《肘后备急方》中指出："凡癥坚之起，多以渐生，如有卒觉，便牢大，自难治也。腹中癥有结积，便害饮食，转羸瘦。"这和晚期卵巢癌患者的恶病质、腹腔积液肿块及预后极其相似，所以卵巢肿瘤亦包括在"癥瘕"之中。西医的病因病机则与性激素、癌基因、细胞凋亡、血管生成、遗传等因素相关[6]。

根据古代有关肿瘤病的描述，结合长期临床实践，郁教授把肿瘤的主要病因病机概括为气滞血瘀、痰结湿聚、热毒内蕴、脏腑亏虚、经络瘀阻五个方面。郁教授认为卵巢癌病因之一是外邪寒气入侵，内在脏腑气虚，营卫失调。这与其一贯强调的"内虚致病说"相吻合[7]。正如《诸病源候论》所述："癥者，由寒温失节，致脏腑之气虚弱，而饮食不消，聚结在内。"郁教授认为肿瘤发生的根本病机不外乎"虚、痰、瘀、毒"四字。卵巢癌患者"虚"指的是脾肾阳虚；"痰"为脾阳不足，运化失利，水湿聚而生痰；"瘀"为气机不畅，气血凝而成瘀；"毒"则为癌毒。

二、中西医结合治疗

1. 中医药配合化疗

卵巢癌的治疗以手术为主，辅以放化疗[8]。手术是治疗恶性肿瘤的主要手段，但有一定的适应证和禁忌证，而卵巢癌患者大多数对化疗有较好的反应，故卵巢癌治疗方法中，化疗是常用且有效的一种[9]。近年来肿瘤的化疗进展较快，在卵巢癌的治疗中居重要地位，对提高卵巢恶性肿瘤的治疗效果起到积极作用。2014年美国国立综合癌症网络（NCCN）卵巢癌指南指出卵巢癌的化疗可分为腹腔化疗和静脉化疗。腹腔化疗的标准方案为紫杉醇+顺铂（PT），静脉化疗的标准方案为紫杉醇+卡铂（TC）。虽然化疗对卵巢晚期治疗有很好的疗效，但对人体的毒副作用很大，体质较弱的患者很难承受。中医药在配合化疗治疗卵巢癌，尤其是治疗晚期卵巢癌患者时显示出了不可或缺的重要性。其作用主要体现在化疗增效及减轻化疗毒副作用两方面。

卵巢癌患者化疗后常出现的毒副作用有骨髓抑制、消化道反应、感觉障碍、手足麻木等神经毒性及导致肾功能异常的肾毒性等。

（1）郁教授认为骨髓抑制可分为脾肾阳虚及气血两虚两种类型。化疗损伤脾肾，导致脾肾阳气不足，脾阳失于肾阳温煦，则消化、吸收和转输营养物质的功能失常，气血生化无源，出现血象降低等骨髓抑制现象。故治疗时多运用升血汤加减（女贞子、枸杞子、续断、黄精、鹿角胶、补骨脂、生黄芪、太子参、茯苓、赤芍等）。化疗在对肿瘤癌毒进行控制的同时对人体正气亦有较大损伤，可直接损伤人体气血。在治疗气血两虚的患者时郁教授喜用益气补血的中药，如生黄芪、当归、党参、太子参、紫河车、阿胶等。

（2）卵巢癌患者接受化疗后出现恶心、呕吐、腹泻等消化道反应多是由于气机升降失调所致，机体气机逆乱，导致肝气瘀滞，横逆犯胃，胃失和降。治疗以疏肝解郁，理气和胃为法，多用柴胡、八月札、陈皮、枳壳、木香、延胡索、砂仁、焦三仙、鸡内金等。

（3）化疗在损伤肾阳导致消化道反应的同时亦会出现肾功能异常或衰竭的情况，郁教授在治疗肾功能异常或衰竭时主要运用补益肾气或减轻肾负荷两种思路。补益肾气时中药处方中多运用菟丝子、女贞子、枸杞子、山茱萸、补骨脂、桑椹、五味子等药物。而在减轻肾负荷时多采用利水、通便两种方法，利水时喜用猪苓、泽泻、冬瓜皮、茯苓皮等药，通便则多用熟大黄、虎杖、生白术等。

（4）患者亦会出现感觉障碍、手足麻木等神经毒性反应，郁教授认为此症状属风，方药中应适量加入钩藤、天麻、代赭石等平肝息风药，因风属肝可加入香附、柴胡等引经药。患者出现神经毒性的根本原因是由于痰瘀阻滞经络或气血两虚导致经络失于濡养所致。痰瘀阻滞治以化痰通络，活血化瘀，方药中喜用川芎、法半夏、地龙、鸡血藤、半枝莲、半边莲、草河车、白花蛇舌草、赤芍、旋覆花、茜草、枳壳、陈皮等活血通络，理气化痰药。气血两虚治以益气养血通络，处方多运用黄芪桂枝五物汤加减。如《金匮要略》曰："血痹阴阳俱微，寸口关上微，尺中小紧，外证身体不仁，如风痹状，黄芪桂枝五物汤主之。"当然，患者在进行化疗时往往并不是单纯某一种毒副作用的一种证型，而是多个不良反应的多种证型错综并存，治疗时须具体辨证，将上述治疗不同证型的中药加减应用。

2. 单纯中医药治疗

化疗结束后，郁教授认为治疗应遵循辨证与辨病相结合、扶正与祛邪相结合、整体与局部相结合的三原则。此时机体处于平稳状态，正气内虚与邪气亢盛均不明显，患者无明显临床不适症状，此时应主要针对肿瘤发生的根本病机"虚、痰、瘀、毒"进行治疗。郁教授认为卵巢位于下焦，功能主生殖，故归肾经，治疗时多用菟丝子、枸杞子、女贞子、补骨脂、泽泻等辅助先天肾气的补益药物。因化疗严重损害脾胃运化功能且脾为后天之本、气血生化之源，故中药处方中亦应加入调理脾胃功能的药物。单纯中药治疗在扶助脾肾先后天正气的同时亦要适量加入抗癌中草药以控制肿瘤复发转移。抗癌中草药的使用可以根据患者身体情况、癌毒程度及兼夹症而灵活选择应用。如果患者身体状况尚可，癌毒亢盛可应用半枝莲、半边莲、龙葵、白英、白花蛇舌草、土茯苓等抗肿瘤作用较强的药物。如出现腹水、双下肢水肿等兼夹症可应用干蟾皮、猪苓、艾叶、苦参等抗湿邪的中草药[10]。

晚期卵巢癌患者由于腹腔、肺、肝脏等多发转移，肿瘤消耗导致身体极度虚弱已不能再进行手术或化疗等西医治疗，此时中医药治疗起到姑息治疗，缓解症状，控制肿瘤，延长患者寿命，提高生存质量的作用。此时肿瘤出现侵袭和转移，正气耗散严重，机体处于邪实正虚的状态。此时正气亏虚为主要矛盾，应以扶助正气为治疗原则，扶正不仅是为了扶益本源，亦是为了调动人体本身的抗病能力，抗御"癌毒"。晚期卵巢癌患者常会出现癌性腹水，现代医学对于癌性腹水的治疗缓解率虽然较高，但稳定性较差，且其使用的药物多为细胞毒性药物或生物制剂，毒副作用较大，患者常常难以承受。全身或局部放化疗、腹腔灌注药物等治疗可以在一定程度上缓解病情，但其常常引起毒副作用，而癌性腹水患者一般体质虚弱，难以承受。穿刺放液虽可一时缓解症状，但腹水常在短时期内迅速积聚生成。而中医药在肿瘤晚期的姑息治疗方面有较好的疗效,郁教授认为晚期卵巢癌患者由于积聚阻滞气机,气机不畅,导致水液运行受阻从而形成腹水,治疗在利水的同时应适当加入理气的药物。腹水可分为阳水和阴水两种情况,若患者出现腹水的同时兼有周身疼痛,纳少,便溏,四肢不温,恶寒腹痛等症状为癌毒亢盛导致肾阳虚,属阴水,应温阳利水,方用真武汤加减,如《伤寒论》中论述:"少阴病,而三日不已,至四五日,腹痛,小便不利,四肢沉重疼痛,自下利者,此为有水气。其人或咳,或小便不利,或下利,或呕者,真武汤主之。"若患者出现腹胀,口舌干燥,大便秘结,小便短黄等一派实象,为阳水,治以泻热逐水,通利二便,方用己椒苈黄丸加减。如《金匮要略》曰:"腹满,口舌干燥,此肠间有水气,己椒苈黄丸主之。"

三、应用举例

案例一

冯某,女,2006年8月初诊。1998年4月行右附件切除术。术后病理报告:右卵巢多房性浆液性乳头状交界性囊腺瘤。诊断为卵巢交界性肿瘤。2000年12月行卵巢肿瘤减灭术。诊断为卵巢浆液性乳头状囊腺癌Ⅲ期,伴肝、腹腔、腹膜后转移。2001年5月腹腔及腹膜后探查,印象:肝转移癌;腹壁种植转移;肝胃韧带处囊实性结节,不除外转移。CA125 10.15U/ml。自2000年术后至2006年共完成13周期化疗,化疗方案为PAC(注射用卡铂+盐酸表柔比星+环磷酰胺)。就诊时患者有胃脘部堵憋感、腹胀、眠差、二便调、腰部疼痛等症状,预继续进行化疗。

郁教授认为患者化疗中,病情平稳,应以扶助正气,缓解化疗引起的血象下降、恶心呕吐等毒副作用,保证患者顺利完成化疗为治疗重点,辅以控制肿瘤。患者就诊时辨证属气滞血瘀,湿毒结聚。治以益肾理气,解毒利湿。处方主要以升血汤加减(生黄芪30g,太子参30g,鸡血藤30g,沙苑子10g,女贞子15g,枸杞子10g,姜黄10g,预知子15g,土茯苓15g,草河车10g,川楝子10g,菟丝子10g,桑寄生15g,龙葵15g,焦三仙30g,砂仁10g)。化疗期间患者持续服用上方加减,症状缓解,CA125稳定,病情平稳。

2011年10月患者卵巢癌复发,大量腹水。腹部CT提示部分肝脏病灶较前增多且增大。盆腹腔多发实性占位。CA125 63U/ml。行第28次化疗(PT方案:紫杉醇酯质体+洛铂+腹腔注入注射用重组人白介素-2)。就诊时已结束化疗,诉食欲差,腹胀嗳气,大便干燥,眠欠安,焦躁,乏力,脱发,复查CA125 1797U/ml,CA724 49.72U/ml。处方:生黄芪30g,桂枝10g,党参15g,枳壳10g,厚朴10g,延胡索15g,白屈菜15g,泽泻15g,生白术10g,茯苓皮10g,虎杖15g,川楝子10g,紫河车10g,大腹皮12g,山茱萸12g,炒酸枣仁30g,土茯苓15g,龙葵30g,焦三仙30g,焦鸡内金10g,砂仁10g。

按语 郁教授认为患者卵巢癌复发转移伴有大量腹水,身体虚弱已无法进行手术,化疗已结束,处于肿瘤晚期阶段,西医无有效治疗手段,中药治疗以抗肿瘤、扶正气以求延长患者生存期为主要目的。故方药中加入紫河车等补气血药物及白英、龙葵等抗肿药物，攻补兼施。此患者中西医结合治疗，中医药治疗 8 年，带瘤生存，生活质量亦维持尚可。

案例二

许某，女，52 岁。2013 年 4 月无明显诱因出现进食后恶心呃逆，伴腹胀，乏力明显，偶有耳鸣，无呕吐，无腹痛，无头晕、头痛，无胸闷喘憋，纳差，眠欠安，大便 1 次/日，小便可。舌暗苔厚，脉沉细弱。卡氏评分（KPS）60 分。全腹 B 超示腹水。腹水病理示腺癌细胞。上腹部 CT 示肝脏、脾脏及腹腔、腹膜、大网膜多发占位性病变。CA125 >600U/ml。诊断为卵巢癌，肝转移、脾转移、腹腔转移、腹膜转移、腹水。6 月行 2 周期紫杉醇全身化疗，顺铂腹腔灌注化疗，8～10 月分别行 3 周期紫杉醇+顺铂腹腔灌注化疗。患者就诊时化疗已结束，诉较化疗时腹胀缓解，偶有耳鸣，纳尚可，稍有乏力，二便调，一般情况可。舌暗胖苔白，脉沉细。证属脾肾两虚，痰瘀毒阻。治以温肾益脾，化瘀解毒。处方：白花蛇舌草 30g，白英 10g，龙葵 10g，蛇莓 10g，炒白术 10g，泽泻 10g，山茱萸 10g，茯苓 10g，山药 10g，肉桂 3g，焦鸡内金 30g，鸡血藤 30g，北柴胡 10g，生黄芪 10g，太子参 10g，川楝子 10g，陈皮 10g。此后随患者身体情况加减上方。

按语 郁教授认为患者化疗已结束，癌毒已得到一定控制，正气虚损亦有所缓解，且未诉明显不适，此时中药应扶正祛邪兼顾，以巩固化疗疗效，提高机体功能，防止肿瘤复发转移为主。

四、小结

目前卵巢癌是国内外妇科肿瘤研究的难点和热点，比起单纯西医治疗，中西医结合治疗或单纯中医治疗具有一定优势，其在改善症状、巩固疗效、减少复发和转移、提高生存质量、延长生存期等方面都发挥着重要作用。郁教授根据患者所处疾病的不同状态调整中药处方的思路。案例一患者初诊时处于化疗中，郁教授的中药处方以减轻化疗毒副作用，保证患者顺利完成化疗为主要目的。2011 年患者肿瘤复发且多处转移、大量腹水，西医已无有效治疗手段，郁教授的用药思路调整为着重控制肿瘤的同时多用调整脏腑功能、增加免疫力的中药，以延长寿命，提高远期生存率。案例二患者已结束化疗，机体处于较平稳状态，正气内虚与邪毒亢盛均不明显，中医治疗以化疗增效巩固治疗为主，以期防止肿瘤复发转移。总之，中医药在卵巢癌的治疗上不仅可以提高患者免疫力，减轻放化疗后的不良反应，还对延长患者寿命、提高生存质量起着举足轻重的作用。

郁教授评阅

卵巢癌是女性常见的恶性肿瘤之一，诊断时大多已属晚期，目前化疗虽有一定效果，但卵巢癌易复发，化疗多个疗程后易产生耐药。中医药干预治疗可以在术后或化疗时开始，祛邪以化疗为主，扶正以中医药为主，化疗时常以健脾益气、滋补肝肾为主，既治疗先天又照顾后天之本，常能获得化疗时减毒增效的效果，化疗结束后中医药的长期维持治疗亦以扶正与祛邪相结合为原则；根据邪正的消长，必须时亦可多次化疗配合中医药治疗，分阶段、分邪正虚实进行辨证与辨病相结合治疗，常可取得疗效。

　　案例一晚期卵巢癌肝转移及盆腹腔多处转移，大量腹水，CA125 明显增高，以中医药伍用化疗药相结合，已 8 年尚带瘤生存，说明中医药在卵巢癌治疗中有一定效果。上述小结我的用药经验，还应注意辨证与辨病相结合治疗。

参 考 文 献

[1] 杨洋博君，李舒，陈蓉. 中医药治疗卵巢癌研究新进展［J］. 辽宁中医药大学学报，2014，16（5）：121-123.

[2] 丰有吉，沈铿. 妇产科学［M］. 北京：人民卫生出版社，2005：330.

[3] 张惜阴. 实用妇产科学. 2 版［M］. 北京：人民卫生出版社，2005：9.

[4] 郝悦，张新. 中医药治疗卵巢癌研究进展［J］. 实用中医内科杂志，2011，25（7）：35-36.

[5] 郁仁存. 中医肿瘤学［M］. 北京：科学出版社，1983.

[6] 宫艳秋，韩凤娟，吴效科，等. 卵巢上皮性癌病因学研究进展［J］. 医学研究杂志，2010，39（5）：18-20.

[7] 徐咏梅. 郁仁存中西医结合治疗卵巢癌的经验［J］. 北京中医，2006，25（9）：534-535.

[8] 刘睿，刘新敏. 中医药治疗卵巢癌进展［J］. 河北中医，2012，34（12）：1906-1908.

[9] 张力. 紫杉醇结合不同铂类药物治疗卵巢癌临床疗效荟萃分析［J］. 中国实用妇科与产科杂志，2009，25（9）：697-699.

[10] 郁仁存. 郁仁存中西医结合肿瘤学［M］. 北京：中国协和医科大学出版社，2008：343.

第十七节　软组织肉瘤

　　软组织肉瘤（soft tissue sarcomas，STS）是来源于间叶组织（如纤维组织、脂肪组织、平滑肌组织、横纹肌组织、间皮组织、滑膜组织、血管和淋巴管组织等）和与其交织生长的外胚层神经组织（如周围神经系统和自主神经系统）的恶性肿瘤，占成人恶性肿瘤的 1%，在儿童期肿瘤中占 15%。

一、病因病机

　　祖国医学将软组织肉瘤称为"筋瘤""肉瘤""血瘤""气瘤""胎瘤""石疽"等。早在春秋战国时期的《黄帝内经》就提到"筋瘤由于筋屈不能伸，邪气居其间而不反。"而肉瘤一词，最早见于汉代《景候传》（公元 420～599 年），其谓："左足有肉瘤，状似龟。"其次是唐代《备急千金要方》谓："肉瘤勿疗，疗则杀人，慎之慎之"，已认识到肉瘤为软组织恶性肿瘤，限于医疗条件，故治疗要慎重。郁教授认为软组织肉瘤的发生与先天素体虚弱、外感六淫、内伤七情、气滞湿聚、痰凝血瘀、热毒蕴结等因素有关。正如《外科正宗》曰："夫人生瘿瘤之症，非阴阳正气结肿，乃五脏瘀血浊气痰滞而成。"《外科大成》曰："夫瘿瘤者，由五脏邪火浊气、瘀血痰滞、各有所感而成。"本病主要是由于正气不足，外邪乘虚而入，或内伤七情，导致气滞、血瘀、痰凝、湿聚等病理变化而逐渐形成瘤。

二、中医辨证论治

1. 辨证分型

（1）痰湿凝聚型：全身各处可有单个或多个肿块，无痛或疼痛，颜面及下肢水肿，困倦乏力，胸胁满闷，呕吐痰涎，或伴有胸腔积液、腹水，大便稀溏，舌质淡，苔白滑腻，脉滑或濡。治法：健脾利湿，化痰散结。处方：焦白术 15g，土茯苓 30g，薏苡仁 30g，陈皮 15g，法半夏 10g，白芥子 10g，海藻 30g，昆布 30g，生牡蛎 30g，制南星 10g，青皮 10g，白附子 10g。

（2）气滞血瘀型：面暗消瘦，四肢、肩背或腹部肿块，伴刺痛，痛有定处，或伴有肢体麻木，肢端不温，口唇青紫，舌质紫暗，或有瘀血斑块及斑点，脉弦细涩。治法：活血行气，化瘀散结。处方：桃仁 15g，牡丹皮 15g，红花 15g，川芎 15g，赤芍 15g，归尾 15g，香附 10g，穿山甲 10g，乳香 10g，没药 10g，延胡索 20g，枳壳 10g。

（3）热毒蕴结型：四肢或躯干肿块，质硬，表皮红赤，疼痛，或肿块破溃，表面见恶臭黏稠脓血，伴发热、烦躁、易怒、口渴喜冷饮、大便干结、小便黄赤，舌质红，苔黄燥或黄腻，脉弦数或滑数。治法：清热解毒，消肿散结。处方：紫花地丁 30g，蒲公英 15g，野菊花 15g，夏枯草 15g，金银花 15g，半枝莲 15g，大青叶 10g，板蓝根 30g，白花蛇舌草 30g，穿山甲 15g，山慈菇 15g，蚤休 15g。

（4）气血亏虚型：肿块日渐增大，伴面色不华，少气懒言，四肢倦怠，纳食日减，形体消瘦，时或低热，舌质淡，苔薄白，脉沉细。治法：益气补血，扶正散结。处方：黄芪 30g，党参 15g，白术 10g，陈皮 10g，茯苓 15g，当归 15g，生地黄 15g，熟地黄 15g，川芎 10g，白芍 12g，鸡血藤 30g，枸杞子 20g，穿山甲 15g，刺猬皮 30g。

2. 特色方药

郁教授临床治疗软组织肉瘤时，多用夏枯草、浙贝母、海藻、连翘、僵蚕、土茯苓、土贝母等化痰散结解毒之品，配合莪术、郁金等活血化瘀药物，同时加以益气养血，调和营卫之品，使气血营卫冲盛调畅，痰浊、瘀血等病理产物不易产生，从疾病源头入手；方中酌加蜈蚣、全蝎、土鳖虫等虫类药通经活络，疏通道路，给痰浊、瘀血之邪出路，使病情长期稳定。阳和汤为郁教授治疗有虚寒证的软组织肉瘤或良性软组织肿瘤常用方。方药组成为熟地黄 30g，白芥子 6g，鹿角胶 10g，上肉桂 3g，姜炭 1.5g，麻黄 1.5g，生甘草 3g。主治一切阴疽、贴骨疽、流注等阴寒之证。对于术后患者，症状表现不明显，无证可辨者，郁教授常常应用六味地黄丸及四君子汤加抗肿瘤药物，时刻注意补肾健脾，顾先天，补后天，预防肿瘤的复发转移。

郁教授评阅

软组织肉瘤临床常见于年轻人，恶性程度大，常有肺转移等，且对放化疗不敏感。我认为该病是在正虚基础上发生气滞血瘀，痰凝湿聚，毒热蕴结所致，故临床上常以化痰散结，行气活血，清热解毒之品控制病情发展。有些软组织肉瘤长于皮里膜外，无热无痛，属阴疽之类，常佐以阳和汤温化。另外，我在临床上曾用核桃树枝煎水服化瘀丸治疗一例滑膜肉瘤，效果良好。

第十八节　小儿肝母细胞瘤

儿童恶性肿瘤具有生长迅速、早期转移、恶性程度高的临床特点，其中肝母细胞瘤是小儿最常见的肝脏原发性恶性肿瘤，占儿童肝脏原发性恶性肿瘤的 50%～60%，占所有小儿肝脏肿瘤的 25%～45%[1]。

一、病因病机

肝母细胞瘤属中医学"癥积"范畴，多见于婴幼儿，尤以 1～2 岁多发。《幼幼集成·胎病论》云："儿之初生有病，亦惟胎弱、胎毒二者而已。"胎弱者，即现代医学所谓的染色体、胚胎异常，其先天不足，易受外邪侵袭，日久气血瘀滞而成瘤；胎毒者，母体胎孕不慎，邪毒内侵，遗患胎儿，出生后毒邪与气血搏结，聚而成瘤。明代万全根据自己临床实践，总结出小儿五脏六腑虽不强壮，但各脏情况又有不同。小儿五脏，肝常有余，因肝属木，旺于春，春乃少阳之气，万物之所资以发生者也。"儿之初生曰芽儿者，谓如草木之芽，受气初生，其气方盛，亦少阳之气，方长而未已，故曰肝有余，乃阳自然有余也"。从侧面说明小儿先天肝气旺盛，易生他变。据此，郁教授认为，肝母细胞瘤患儿多为先天禀赋不足，后天易染邪毒所致。

脾胃乃后天之本。脾主运化，将水谷精微灌溉四旁输布全身，气血津液乃水谷精微所化。故人体经脉通畅、气血充盈、脏腑功能强健等均离不开脾的运化。《金匮要略》有"见肝之病，知肝传脾，当先实脾"，故肝脾两脏在生理上相互依存，病理上相互影响。万全认为，小儿脾常不足，心常有余，肺常不足，肾常不足，说明小儿先天存在脾气虚弱；而且小儿节制力差，多贪恋甜腻之品，易积食而伤脾胃；另外，小儿肿瘤行手术、放化疗等多伤及脾胃，易出现纳差、呕吐、腹泻等胃肠道症状。肝母细胞瘤患儿的临床症状多有腹胀、食欲减退、恶心、呕吐、腹泻、肝区疼痛、胁下肿块等，表明肝母细胞瘤患儿多存在脾胃相关症状。又肾乃先天之本，主人体生长发育，为脏腑阴阳之根本。中医所谓"五脏之伤，穷必及肾"。肾为水火之脏，主司阴阳。脾肾两虚是小儿肝母细胞瘤发病的基本病机。总之，郁教授认为，儿童肝母细胞瘤病位在肝，且多与脾、肾相关。

二、中医辨证论治

1. 辨证分型

（1）脾气不足，痰毒内蕴型：症见面色少华，疲乏无力，食欲不佳，或恶心呕吐、脘腹胀满，舌淡胖，苔白腻，脉沉细弱或沉滑，指纹浮沉隐现。治法：健脾和胃，化痰解毒。郁教授对脾的论治，以健脾、运脾为首务。处方：食积者，以保和丸加减；痰湿多者，以二陈丸加减；有热者，以温胆汤、橘皮竹茹汤加减。

（2）肾阴亏虚，邪毒内结型：症见头晕目眩，腰膝酸软，耳鸣盗汗，失眠多梦，尿黄便干，舌红少津，脉细数。治法：滋补肾阴，解毒抗癌。处方：六味地黄丸加减。

（3）脾肾不足，瘀毒互结型：症见局部肿块，时有疼痛，固定不移，倦怠乏力，食欲不佳，大便秘结，舌质紫暗，或有瘀斑，脉细弦或细涩。治法：益气活血，化痰解毒。处方：四君子汤或肾气丸合桃红四物汤加减。

2. 特色方药

小儿之病以积食多见，食积伤脾，脾虚生痰，日久可见痰湿、痰热，舌苔以白腻或黄腻为主，此时以食积、痰湿为主，但因小儿脏腑未充，故多为实中夹虚证。对食积，郁教授多以焦三仙、鸡内金、砂仁为主，重者加保和丸；痰湿多者，以二陈丸加减；若有热者，以温胆汤、橘皮竹茹汤加减。还常用小剂量党参、黄芪等补脾以助运化。另外，郁教授认为，砂仁既可理气助运，又可开郁化食；鸡内金既可化食，又可化积，炒焦之后更有温性，不伤脾胃。

肾为五脏六腑之大主，对肾的调治，实乃调治小儿先天。郁教授多用六味地黄丸加减。清代费伯雄谓："此方为足三阴平补之剂，以补肾为主，此方非但治肝肾不足，实三阴并治之剂。有熟地之腻补肾水，即有泽泻之宣泄肾浊以济之；有萸肉之温涩肝经，即有丹皮之清泻肝火以佐之；有山药收摄脾经，即有茯苓之淡渗脾湿以和之。药止六味，而大开大阖，三阴并治，洵补方之正鹄也"，说明此方为肝、肾、脾三脏同治之方。患儿在经历放化疗后，伤及肾元，郁教授在六味地黄丸基础上，肾阴虚者合二至丸，肾精虚者加枸杞子、菟丝子，肾阳虚者加金匮肾气丸；又小儿之病源自先天，故郁教授加用紫河车，峻补先天元气，使小儿元气和肾气充足，五脏得以有序生化，终以调体治病。

郁教授针对肿瘤进展期或肿瘤晚期的患儿，攻补兼施，多以四君子汤或肾气丸合四物汤加减。

三、中西医结合治疗

郁教授认为，患儿早期少有症状，发现时一般肿瘤负荷较大，生长较快，治疗初期应以祛邪为主，可根据患者具体病情选择手术、化疗、介入等，同时用中药健脾补肾，改善患儿体质，以达到减毒增效、延长生命的作用。其中，化疗出现消化道反应以平胃散、旋覆代赭汤治疗；化疗后出现血象降低，临床多属脾肾两虚之证，以郁教授验方"升血汤"（由鸡血藤、菟丝子、枸杞子、党参、黄芪、黄精组成）加减补益脾肾；放疗时出现口干、乏力等气阴两虚之征，常选用麦门冬汤加减治疗。

四、应用举例

案例一

患儿，男，4岁，2012年5月18日初诊。患儿肝母细胞瘤肺转移，肝内病灶切除术后，肺内病灶2次手术后，化疗中（已完成2周期化疗）。AFP 245ng/ml。现症见：偶有咳嗽、咳痰，恶心，乏力，食欲不佳，贫血貌，眠可，大便2～3日一行，舌淡红，苔薄白，脉细滑，指纹色淡。辨证：脾肾两虚，痰毒内结。治法：健脾益肾，化痰解毒。处方：橘皮10g，竹茹10g，姜黄10g，八月札10g，鸡血藤12g，山茱萸15g，补骨脂6g，当归10g，重楼10g，白花蛇舌草15g，枸杞子10g，黄芪15g，太子参15g，焦三仙30g，鸡内金10g，砂仁10g，菟丝子10g，女贞子15g，淫羊藿10g。14剂，每日1剂，水煎服。

2012年6月29日查AFP 233ng/ml，乏力、恶心、纳可。

2012年7月27日查AFP 213ng/ml，纳差，贫血貌，余好转。继用前方28剂。

2012年8月初，肝内病灶复发，遂再次手术，术后查AFP 1969ng/ml。

2012年8月24日改方：熟地黄12g，山萸肉12g，山药12g，泽泻12g，牡丹皮12g，茯苓12g，补骨脂10g，浙贝母10g，片姜黄10g，白花蛇舌草30g，重楼10g，枸杞子10g，焦三仙15g，鸡内金10g，砂仁10g，黄芪30g，太子参30g，党参15g，菟丝子10g，女贞子15g，淫羊藿10g，白英30g，龙葵15g，蛇莓20g，金荞麦20g，冬凌草15g，牛蒡子12g。继服60剂。

追访至2013年2月1日，AFP降至正常，肝、肺内均未出现病灶，诸症减轻。随访至2013年8月，患者未出现复发、转移征象。

按语 本案例患儿初诊时已行数次手术及化疗，邪盛正虚，不耐攻伐，肿瘤复发的可能性也较大，故郁教授临证以补肾固本为主，药选山茱萸、补骨脂、菟丝子、女贞子补益肾阴，固涩精气；因患儿已行数次手术，说明体内癌毒炽盛，故配用八月札、鸡血藤、重楼、白花蛇舌草等抗癌解毒之品；恶心呕吐、食欲不佳，乃数次化疗后脾胃受损所致，故予焦三仙、鸡内金、砂仁健脾益胃，橘皮、竹茹降逆止呕、增进食欲；因见贫血征象，故加用当归、枸杞子、黄芪、太子参补血益气。再次手术后，更增予六味地黄汤滋补肾阴，补其先天以御邪，并加大抗肿瘤之品，如白英、龙葵、蛇莓、金荞麦、冬凌草等。总之，本案治疗可分前后两阶段：第一阶段，患儿复发前，郁教授以中药控制病灶为主，使患儿体质得以恢复；第二阶段，患儿复发后，虽邪毒再起，但正气较此前有所恢复，可再次手术，术后郁教授及时予中药抗肿瘤治疗。

案例二

患儿，男，5岁半，2013年2月1日初诊。肝母细胞瘤术后10日，术前查AFP 294 657ng/ml，神经元特异性烯醇化酶22.9mg/ml，术后示肿瘤为20.8cm×13.3cm×17.3cm。

病理示混合性上皮间质型。2013 年 1 月 31 日复查 AFP 2445ng/ml，拟化疗。现症见：纳寐可，大便干燥，舌淡胖，苔白黄，脉细滑，指纹浮沉隐现，指纹色淡。辨证：脾虚湿盛，气滞毒结。治以健脾化湿，行气解毒。处方：白术 10g，茯苓 10g，陈皮 10g，法半夏 6g，鸡血藤 30g，山茱萸 10g，姜黄 10g，柴胡 10g，炙甘草 6g，焦三仙 30g，鸡内金 10g，砂仁 10g，延胡索 10g。20 剂，每日 1 剂，水煎服。

2013 年 3 月 8 日二诊。行 ATEC（表柔比星＋卡铂＋依托泊苷＋异环磷酰胺）方案化疗 2 个疗程后，复查血象、肝肾功能基本正常，二便调，偶有便秘，舌淡红，苔薄白，脉沉细。拟原化疗方案行 4～6 个疗程。中药守方加橘皮 10g，竹茹 10g，以防因化疗引起的恶心呕吐；加白花蛇舌草 15g 抗癌解毒，鹿角胶 8g 滋阴补血，继服 30 剂。

2013 年 5 月 10 日三诊。查 AFP 27 ng/ml，舌暗胖，苔白，脉细滑，守方继服 60 剂。

2013 年 8 月再次手术，术后免疫组化示核抗原 Ki67 阳性率为 80%，术后化疗（长春新碱＋氟尿嘧啶＋顺铂）1 个疗程。中药守方加紫河车 10g 补肾益精，益气养血。随访至 2013 年 9 月，复查 AFP 正常，诸症好转，未出现复发、转移征象。

按语 本案肝母细胞瘤患儿就诊时将进行化疗，而化学药物的运用常会导致脾肾两虚的表现（如白细胞低下、贫血、纳差等），故此时应以健脾补肾为主，以抗癌解毒为辅。小儿体属纯阳，万全提出小儿"三有余，四不足"之说，故治疗"首重保胃气""五脏有病，或泄或补，慎勿犯胃气"。郁教授提出肿瘤的"内虚学说"，亦注重脾肾两脏的调治。对本案，郁教授予白术、茯苓健脾益气；山茱萸滋补肾阴；同时予白花蛇舌草抗癌解毒；配合陈皮、法半夏、延胡索、柴胡、姜黄行气导滞，消癥散结；兼予焦三仙、鸡内金、砂仁健脾化湿，增进食欲；并适时予橘皮、竹茹降逆止呕。总之，本案的治疗体现了郁教授治疗肝母细胞瘤的思路，即小儿肿瘤应重视"先天不足，后天失养"的基础，注意健脾运脾、补肾养肾，才能在控制肿瘤的基础上保存患儿体质。

案例三

患儿，男，2 岁，2012 年 4 月 1 日初诊。诊为肝母细胞瘤，AFP 17285ng/ml，已化疗 1 周期（长春新碱、顺铂、氟尿嘧啶），后 AFP 降至 3840ng/ml，化疗期间腹泻严重，每日 10～20 次，呈水样，来诊时腹胀纳少、脱水、消瘦、精神差，舌淡红，薄白苔，脉细数，检查白细胞及血小板偏低。辨证：脾虚气亏，津少欲脱。治以补气健脾，升阳固脱。处方：生黄芪 12g，太子参 30g，白术 10g，茯苓 10g，炙甘草 6g，儿茶 8g，肉豆蔻 6g，升麻 6g，木香 4g，炒扁豆 6g，姜黄 10g，枳壳 6g，厚朴 4g，枸杞子 6g，紫河车 10g，鹿角胶 5g（烊化），大枣 5 枚，草河车 15g，鸡内金 6g，砂仁 6g。7 剂，每日 1 剂，水煎服。

2012 年 4 月 8 日二诊。服上方 7 剂后，腹泻渐退，精神好转，腹胀减轻，舌淡，薄苔，脉细滑，AFP 降至 290 ng/ml，血红蛋白 93g/L，血小板 96×10^9/L。处方：生黄芪 12g，党参 10g，陈皮 10g，半夏 8g，白术 10g，茯苓 10g，山药 10g，儿茶 8g，肉豆蔻 6g，枳壳 6g，木香 5g，山茱萸 10g，女贞子 10g，枸杞子 10g，紫河车 10g，鹿角胶 6g（烊化），补骨脂 8g，麦芽 10g，谷芽 10g，鸡内金 8g，砂仁 6g。10 剂，每日 1 剂，水煎服。

2012 年 5 月 5 日三诊。患儿于 4 月 26 日行肝母细胞瘤切除术，现术后 10 日，病理证实为恶性肝母细胞瘤，术前化疗 2 次，术后今起又行化疗（环磷酰胺、顺铂、多柔比星），舌淡红，苔薄黄，脉细滑。为配合化疗处方如下：生黄芪 12g，太子参 12g，鸡血藤 15g，女贞子 10g，枸杞子 8g，陈皮 10g，竹茹 10g，白术 10g，茯苓 10g，炙甘草 6g，党参 8g，延胡索 10g，紫河车 10g，山茱萸 10g，山药 10g，石菖蒲 6g，大枣 4 枚，焦三仙 21g，鸡内金 6g，砂仁 6g。

2012 年 12 月 3 日四诊。术前、术后共化疗 8 次，术后化疗在中药配合下，不良反应很少，无明显呕吐恶心，无腹泻，白细胞偶偏低，血小板正常，化验检查均在正常范围，AFP 正常，舌淡红，薄白苔，脉细滑。处方：生黄芪 18g，太子参 12g，白术 10g，茯苓 10g，炙甘草 6g，鸡血藤 12g，女贞子 10g，枸杞子 10g，姜黄 8g，山茱萸 10g，补骨脂 8g，山药 10g，橘皮 10g，金荞麦 12g，白英 12g，龙葵 12g，白花蛇舌草 15g，大枣 5 枚，焦三仙 30g，鸡内金 10g，砂仁 8g。

随访：2013 年开始每 1～2 个月来复诊，长达 5 年，均以上方为基础方，健脾益气、补肾固本，增强先后天之本，同时仍以少量抑瘤抗癌之品，扶正与祛邪相结合，防止复发。迄今（2018 年 5 月）肿瘤未再复发，患儿发育良好，已上小学，精神体力均良好。

郁教授评阅

儿童恶性肿瘤并不少见，恶性程度高，发展快，早期转移多，多行化疗及手术，过去很少用中医治疗，从案例三的治疗可看到中医药在综合治疗中的优势和效果。此后，各种母细胞瘤患儿均来治疗，已近数年，中医药与化疗、手术同用可减少毒副作用，促进康复，长期维持中医药治疗以扶正增强免疫力为主，对防止复发、延长生存期及患儿的生长发育均有裨益，但幼儿体质娇嫩，选用中药及剂量应斟酌，特别是治疗小儿肿瘤应重视补先天益后天，增强机体抗癌能力，而祛邪手段主要用现代手术、化疗、放疗等方法，中西医结合治疗取得良效。

参 考 文 献

[1] 张谊，张伟令，黄东生，等. 小儿肝母细胞瘤的综合诊断及治疗 [J]. 实用儿科临床杂志，2010，25（19）：1489-1491.

第二章　中药在肿瘤治疗中的应用

第一节　常见化疗药物的临床性能初探

中医认为任何事物均可以用阴阳来划分，凡是运动着的、向外的、上升的、温热的、明亮的都属于阳；相对静止的、内守的、下降的、寒冷的、晦暗的都属于阴。中药的性能是中药作用的基本性质和特征的高度概括，主要包括四气、五味、归经、升降浮沉。中药的性能是依据用药后的机体反应归纳出来的，是以人体为观察对象。中医认为，世间万物皆有阴阳、五行。《素问·生气通天论》中提到："夫自古通天者生之本，本于阴阳"。化疗药物作为万事万物之中的一类物质亦可像中药一样，将其用性味归经的方法进行分析。寻找具有既祛邪又扶正双重作用的化疗药，多应用在邪气亢盛的早中期阶段。根据化疗后肿瘤患者中医证型的变化，尝试探讨化疗药的阴阳属性及临床性能。

一、药物的临床性能

四气属性：四气，即药物的寒热温凉属性，决定药物的性质。《黄帝内经》云："所谓寒热温凉，反从其病也。"《神农本草经百种录》进一步指出："入腹则知其性。"因此，中药药性的寒热温凉是以药物作用于机体所发生的反应为依据，病症寒热为基准的。凡能减轻或消除热性病证的药物，性属寒凉；凡能减轻或消除寒性病证的药物，性属温热[1]。虽然大多数化疗药物不能"入腹知性"，但可根据肿瘤患者的用药反应（包括毒副作用）及化疗后肿瘤患者中医证型的变化来确定其四气属性。

五味属性：五味即辛、甘、酸、苦、咸五种药味，决定药物的效能，为中药基础药性之一，在说明药物功能、指导中药的临床应用方面起着重要的作用。药物的五味与化学成分及药理作用之间有一定的关系。中药确定"味"的主要依据，一是药物本身的滋味，二是药物的作用。五味的实际意义，一是标示药物的真实滋味，二是提示药物作用的基本特征。当然，化疗药不可尝其滋味，但有的药物作用于人体后会有一些特殊口味及症状出现。化疗药的"五味"属性则可通过化学成分及药物作用于人体后的表现确定。

归经：归，即归属，指药物作用的归属；经，即人体的脏腑经络。归经，即药物作用的定位，就是把药物的作用与人体的脏腑经络密切联系起来，以说明药物作用对机体某部分的选择性，从而为临床辨证用药提供依据[2]。掌握归经，有助于提高用药的准确性。正如徐灵胎所说："不知经络而用药，其失业。"不同部位的肿瘤在选用化疗药时亦有所不同，如果将化疗药按照中药归经的方法进行分析，在指导化疗用药方面会更加准确、全面。化疗药物的归经可从其功效及不良反应两方面进行论述。

二、常见化疗药物的临床性能

1. 烷化剂

烷化剂可直接与 DNA 结合，影响 DNA 的结构与功能，属于细胞周期非特异性药物，对癌细胞的作用较强而快，能迅速杀死癌细胞。烷化剂多数宜静脉一次注射，并且对血管有一定刺激性。

环磷酰胺：性热，味苦、辛，归脾、肝、肾经。

主治范围：淋巴瘤、乳腺癌。主要不良反应为骨髓抑制、脱发、消化道反应、口腔炎、膀胱炎，个别报道有肺炎。四气属性为热性，因其作用于人体后患者多出现口腔溃疡、口干、口渴等口腔炎性反应及尿频、尿急、尿痛等热性不良反应，皆为环磷酰胺属热性灼伤阴液所致。五味为苦、辛。苦，主治热证、火证、湿证。肿瘤疾病多为火热之邪内蕴，环磷酰胺作为化疗药的作用机制为诱导癌细胞凋亡从而使其排出人体，故其具有清热排毒的作用。"辛"作为五味之一，能散、能行，有发散、行气、行血等作用，性属阳。环磷酰胺的毒副作用多以热性表现为主，故其味属辛，归脾、肝、肾经。因其在体外无活性，进入肝脏或瘤体被水解，故归肝经；不良反应为骨髓抑制、恶心呕吐等反应，故归肾、脾经。

2. 抗代谢药物

（1）氟尿嘧啶：性平，归脾、肝经。

氟尿嘧啶是临床上常用的抗癌药物，与其他药物联合可增加抗癌效果。在体内主要被肝脏分解，其代谢物有二氢氟尿嘧啶及尿酸，从尿中排出，另有一部分从肺中呼出。

临床主要用于结肠癌、直肠癌、胃癌、肝癌等消化系统肿瘤。不良反应比较延迟，用药 6～7 日出现消化道黏膜损伤，如口腔炎，临床表现为口颊、舌边、上腭、齿龈等处发生溃疡，周围红肿作痛，溃面有糜烂，此外还有食欲不振、恶心、呕吐、腹泻等。因其主要用于胃癌、肝癌等消化系统肿瘤，且多出现消化道毒副作用，故归脾、肝经。因其既会出现口腔溃疡、周围红肿作痛、溃面有糜烂等热性不良反应，亦会出现腹泻、畏寒等寒性不良反应，故其性平。

（2）吉西他滨：性温，归肺、肝、脾、肾经。

吉西他滨主要治疗胰腺癌、肺癌、肝癌、乳腺癌等。吉西他滨可治疗胰腺癌、肝癌、乳腺癌（肝经走形经过乳房），且 2/3 患者引起轻度转氨酶升高，故归肝经；可治疗胰腺癌、胃癌等消化道肿瘤，会造成消化道反应，故归脾经。非小细胞肺癌的一线化疗方案为顺铂联合一种新药（化疗药物），吉西他滨与顺铂联合治疗晚期非小细胞肺癌的有效率为 28%～54%，可使患者生存期延长 2 个月左右，1 年生存率可提高近 10%；并可改善患者疾病相关症状，提高患者的生存质量，被认为是目前应用最广泛、疗效最显著的晚期非小细胞肺癌联合化疗方案之一，故吉西他滨亦归肺经；亦可二三线治疗卵巢癌、睾丸癌、膀胱癌等生殖系统肿瘤，故归肾经。吉西他滨应用于人体后会引发发热、皮疹和流感样热性症状，故性属温。

3. 抗肿瘤抗生素

多柔比星：性温热，味大辛，归心、脾、肝经。

多柔比星呈橘红色针状结晶，或橙红色粉末，呈疏松块状。广谱抗肿瘤抗生素，对多种人体肿瘤都有很好的疗效。在体内主要分布在肝、脾、肺、肾和心脏中，代谢主要在肝脏。临床应用于急性白血病、恶性淋巴瘤、乳腺癌。不良反应主要表现为骨髓抑制、心脏毒性、消化道反应、脱发。多柔比星在心脏有分布，具有心脏毒性，且为橙红或橘红色粉末，红色属心，故归心经。其在肝经亦有分布，代谢主要在肝脏，故归肝经。不良反应主要表现为消化道反应及骨髓抑制反应，故归脾经。其形状为红色粉末，且药液外漏可产生局部刺激及红肿等热性不良反应，故性温热，味大辛。

4. 抗肿瘤植物药

（1）紫杉醇：性大温，味辛、甘，归心、肝、肾经。

紫杉醇是从紫杉类植物中分离出的天然产品，浓缩注射液是一种无色透明或略带黄色的黏性液体。临床应用于卵巢癌、乳腺癌、肺癌、头颈部癌、泌尿生殖系统肿瘤、食管癌。不良反应为血液学毒性、过敏反应、神经毒性、一过性心动过缓或低血压、胆红素升高、谷丙转氨酶升高。紫杉醇为紫杉类植物提取物，故其性味可参照中药红豆杉，味辛、甘，性大温。因紫杉醇对卵巢癌、泌尿生殖系统肿瘤有较好疗效，故可认为其归肾经。紫杉醇可使胆红素、谷丙转氨酶升高，且可治疗乳腺癌，乳腺为肝经所过，故其归肝经。紫杉醇的主要不良反应为血液毒性，可产生一过性心动过缓或血压低，中医认为心主血脉，故其归心经。

（2）多西紫杉醇：性大温，味辛、甘，归心、肺、肝经。

多西紫杉醇治疗乳腺癌、非小细胞肺癌，有放疗增敏作用。不良反应为血液学毒性、过敏反应、体液潴留、皮肤反应等。多西紫杉醇是以紫杉树中的化学物质为基础物质合成的一种药物，药物作用机制与紫杉醇相似，其性味参照红豆杉为辛、甘，大温。其主要治疗乳腺癌和非小细胞肺癌，故归肺、肝经。主要不良反应为血液毒性，因此亦归心经。

（3）伊立替康：性寒、凉，味辛，归脾、大肠经。

伊立替康主要治疗晚期转移性大肠癌。不良反应为胆碱能综合征、早发性腹泻及其他症状，如痉挛性腹痛、多汗、流泪等，以及胃肠道反应、骨髓抑制、肝功能损伤等。伊立替康主要治疗晚期转移性大肠癌，故其归大肠经。根据其不良反应表现为胆碱能综合征，其亦归脾经。其不良反应表现为多汗、流泪等，辛味有发散解表、行气行血作用，故伊立替康味辛。其作用于人体后常会导致腹泻、畏寒、全身乏力等虚寒性症状，故其四气属性为寒、凉。

（4）拓扑替康：性寒、凉，归肺、脾、肾经。

拓扑替康主要治疗小细胞肺癌、卵巢癌。主要不良反应为血液学毒性、消化道反应等。因其主要治疗小细胞肺癌及卵巢癌，故归肺、肾经。不良反应主要表现为血液学毒性及消化道反应，故其归脾经。其作用于人体后也会导致腹泻、畏寒、全身乏力等虚寒性症状，故其四气属性亦为寒、凉。

5. 铂类抗肿瘤药

（1）顺铂：性寒、凉，味苦、咸，归肺、脾、肾经。

顺铂是细胞周期非特异性药物，具有细胞毒性，通过抑制癌细胞的 DNA 复制过程，并损伤其细胞膜上结构而达到抗癌作用。其在消灭肿瘤细胞的同时也会使正常细胞受到损伤，使癌症患者出现周身疲乏无力、精神萎靡、出虚汗、畏寒、嗜睡、免疫力下降、骨髓抑制等阳虚症状。因此，顺铂四气属性为寒、凉。苦寒之药多伤脾胃，顺铂的消化道反应非常严重，多出现强制性呕吐、腹泻等，故顺铂具有"苦"味。咸，能软、能下，一般具有软化坚硬、消散结块、泻下通便作用，肿瘤即有形实邪积聚体内，化疗可杀死癌细胞，使癌肿缩小，故顺铂味咸。五行-五脏学说认为木-肝、火-心、土-脾、金-肺、水-肾。顺铂为重金属络合物，归肺经。顺铂化疗后的胃肠道反应最常见，且明显，因顺铂破坏了脾的生理功能而出现恶心、呕吐等症状，故其归脾经。顺铂是肿瘤化疗的主要药物，对生殖系统肿瘤如睾丸癌、卵巢癌、膀胱癌等亦有较好疗效。而顺铂最具有特点的毒副作用即肾毒性和耳毒性。中医认为肾开窍于耳，耳的听觉功能灵敏与否，与肾精、肾气的盛衰密切相关。由此可知，顺铂的耳毒性与其归经与肾有密不可分的联系。

（2）奥沙利铂：性大寒，味苦、咸，归肺、大肠经。

奥沙利铂主要用于大肠癌晚期一二线治疗和术后辅助治疗。对卵巢癌、乳腺癌、胃癌、胰腺癌、非小细胞肺癌、黑色素瘤、睾丸肿瘤和淋巴瘤等也有效。不良反应主要表现为胃肠道反应、神经系统毒性、骨髓抑制，少数有发热、皮疹表现。因其神经毒性与寒冷有关，使用期间需注意保暖，故其性属大寒。五行-五脏学说认为金属肺，奥沙利铂为金属络合物，故归肺经。其主要用于治疗大肠癌，故归大肠经。奥沙利铂与顺铂属铂类，故味苦、咸。

（3）卡铂：性寒、凉，味苦、咸，归肺、肾经。

卡铂主要治疗小细胞肺癌、卵巢癌、睾丸癌、头颈部鳞癌，也可用于膀胱癌、非小细胞肺癌、子宫颈癌等。不良反应主要为骨髓抑制，半数以上患者出现不同程度的白细胞和血小板减少。其肾毒性较轻，较少引起消化道反应。主治小细胞肺癌及卵巢癌、睾丸癌等生殖系统肿瘤，故归肺、肾经。不良反应以骨髓抑制为主，从侧面证明其归肾经。卡铂亦会使癌症患者出现周身疲乏无力、精神萎靡、出虚汗、畏寒、嗜睡、免疫力下降等阳虚症状。因此，卡铂四气属性为寒凉。卡铂属铂类，故味苦、咸。

6. 激素类

激素治疗目前已成为肿瘤治疗的重要手段，主要用于治疗乳腺癌及前列腺癌。激素治疗有给药方便，不良反应少，疗效持久等特点，成为首选的治疗手段，也常用于手术后辅助治疗。

（1）托瑞米芬：性温，归肝经。

托瑞米芬主要治疗绝经后妇女雌激素受体阳性的转移性乳腺癌。主要不良反应为面部潮红、多汗、阴道出血、阴道分泌物增加、疲劳、恶心、皮疹、瘙痒、头晕及抑郁。

乳腺为肝经所过，托瑞米芬主治乳腺癌，故其归肝经。其作用于人体后亦会出现面部潮红、多汗等热性症状，故其性温。

（2）来曲唑：性温，归脾、肝经。

来曲唑主要用于绝经后雌激素受体阳性的晚期乳腺癌患者，以及绝经后早期乳腺癌患者术后的辅助内分泌治疗，故其归肝经。不良反应表现为恶心、头痛、骨痛、潮热和体重增加。体重增加，中医认为是脾失健运，湿浊蕴积体内所致，来曲唑作用于人体后使患者体重增加，故其归脾经。其不良反应还包括使患者潮热汗出，故其性温。

三、小结

现代医学抗肿瘤手段主要为手术、放化疗等，每种治疗方法都有其阴阳之分。可根据治疗手段的特点及不良反应等对其进行阴阳属性的区分，尤其是化疗药可根据化学药物的特性及毒副作用按照四气五味归经理论进行分类、归纳。

手术是治疗恶性肿瘤最主要、最有效的方法之一。大部分肿瘤以手术治疗为主，约90%的肿瘤应用手术指标作为诊断和分期的工具。手术治疗属有创治疗，手术后患者表现为虚弱、乏力、畏寒、怕冷等症状，故手术治疗属阴。肿瘤的放疗是利用放射线如放射性同位素产生的 α、β、γ 线和各类 X 线治疗机或加速器产生的 X 线、电子线、质子束及其他粒子束等治疗恶性肿瘤的一种方法。放疗的放射源为热性，其可引起肿瘤细胞 DNA 分子出现断裂、交叉。放射治疗的放射源为高能射线或粒子，通过高剂量射线照射癌变的肿瘤，杀死或破坏癌细胞，抑制它们的生长、繁殖和扩散。其主要不良反应为皮肤反应，表现为红斑、有烧灼和刺痒感，皮肤由鲜红渐变为暗红色等干反应；或高度充血，水肿、水泡形成，有渗出液、糜烂，称湿反应。甚至出现溃疡或坏死，侵犯至真皮，造成放射性损伤，难以愈合，故放疗手段属阳。

郁教授在中西医结合治疗肿瘤疾病时常提出"中药西用，西药中用"的观点。许多中药的现代药理学研究成果可作为中药西用的依据，如有抑菌消毒作用的中药可当作抗菌药、抗病毒药应用，有抗癌抑瘤作用的中药也可以当作抗癌药运用，如榄香烯注射液、紫杉醇注射液等。反之，一些西药也可以根据其性质及作用按中医理论应用，如皮质激素类药物就是一种温阳补肾之剂。在临床工作中，肿瘤疾病的一线、二线化疗药物的运用规律尚有法可循，我们可以参照现有的指南（如 NCCN 指南或专家共识等）进行治疗。但在三线治疗后往往缺少已有的指南或共识可遵循，导致治疗陷入试验用药的境地。此时，我们可以参照中医理论，从另一个角度思考，如运用中药的性味归经理论对化疗药物进行分析。一者，要充分了解患者既往化疗药物的使用情况；二者，通过分析不同化疗药物的临床性能，再有针对性地选择化疗药物，尽量选择用有增效或协同作用的药物；还要避免选择有拮抗作用或毒副作用叠加的药物。另外，中西医结合治疗时，要按照郁教授的四个相结合原则（辨证与辨病相结合、扶正与祛邪治疗相结合、局部与整体治疗相结合、短期治疗与长期维持相结合），将中、西医有机地结合起来，也就是既可选择与化疗药物"性能"相近的抗肿瘤的中药协助化疗，也可以选择减轻化疗毒副作用的药物。

这样，就可以使中西医结合既合中医理法，又具时效性地指导临床用药，才能真正发挥中西医结合治疗肿瘤的疗效。

郁教授评阅

在肿瘤中西医结合治疗研究中，我常考虑是否能融会贯通，曾提出要"中药西用、西药中用"的观点。在中药西用方面，现代科学对中医药的研究可作为中药西用的依据，是我在临床上辨病治疗的根据，扶正的、抗癌的中药均有现代药理学的研究和阐明。但西药如何根据中医药性和辨证来应用，张青主任医师对常见化疗药物的性味功能和归经的探索很有创意，根据化疗药物的作用和毒副作用、代谢途径等将化疗药的寒热温凉、四气五味作归纳和阐明，使化疗药物也可根据中医辨证原则施用。当然，这是新的尝试，我很赞赏，期待出现更多、更深入的研究和成果。

参 考 文 献

[1] 赵海鹰. 中药四气理论的现代研究 [J]. 内蒙古中医药，2012，2：139-140.
[2] 潘正文. 浅论"药物归经"[J]. 光明中医.2010，8（25）：1520-1521.

第二节　虫类药物的应用

郁教授认为，肿瘤本身是一个全身性疾病的局部表现，是一个以全身为虚，局部为实的疾病；正虚是导致肿瘤产生的病理基础，"癌毒"是导致肿瘤产生的必要条件。"癌毒"是在正气亏虚的基础上，内外各种因素共同作用所致的一种强烈的特异性毒邪（致病因子）。癌毒为邪，易伤正气；其性猛烈，似热非疫；其性沉伏，似湿缠绵；其性善行，随气升降，无处不到。癌毒既有隐伏缠绵暗耗等属阴的一面，又有暴戾杂合多变等属阳的一面，而阴阳两类特性又常交叉并见，这种阴阳交错的病性，决定了癌毒的难治性[1]。对于癌毒的治疗，郁教授在辨证论治的基础上，多加抗癌解毒的中药，尤其是针对脑转移、骨转移等难治性肿瘤多选用虫类药物。中医认为虫类药容易吸收和利用，治疗效果可靠，在某些方面是草木、矿石类药所不能比拟的[2]。且虫类药以咸味、辛味居多，辛味能散、能行，可入气分，咸味软坚散结，可入血分，其性善走窜，剔邪搜络，攻坚破积。虫类药这一特质决定了其在中药抗癌解毒中的特殊功用。

一、郁教授使用虫类药抗肿瘤的临床经验

郁教授在多年中西医结合治疗癌毒的过程中十分重视虫类药的功效，他认为本草所言草、木、果、谷菜、金石水土、禽兽等各种中药，在治疗不同种类的肿瘤、肿瘤的不同分期或肿瘤不同的并发症中，都有其独特的应用特点，现将郁教授对虫类药抗癌解毒

的治疗经验综述如下。

1. 不同肿瘤的用药经验

肺癌属于"肺积"范畴，晚期肺癌，尤其是肺癌脑转移、肺癌骨转移等具有毒藏邪深的病理特点，非一般药物所能攻逐。虫类祛瘀药能搜剔经络，缓攻渐消，故在正气尚能耐攻的情况下，可借其毒性以抗癌[3]。《临证指南医案·积聚》有云："飞者升，走者降，灵动迅速，追拨沉混血气之邪。"蜂房内空质轻、轻清上浮，取相类比，形同于肺，且入肺经，故郁教授临证时多将其用于肺癌患者，常用量为10g。全蝎、蜈蚣镇惊息风、破血祛瘀，郁教授常用此两味药治疗肺癌脑转移，疗效显著；土鳖虫破血逐瘀、活血止痛，对于治疗肺癌骨转移疼痛明显的患者，郁教授每将其与延胡索、姜黄等配伍，效果明显；有动物实验证实，地龙有显著舒张支气管的作用，郁教授常将其应用于肺癌喘憋明显的患者[4]。

肝癌在中医中属"癥积""臌胀"等范畴，其发生多与内伤七情、外感六淫、饮食不节、肝病久延、正气亏虚等诸多因素有关，肝气郁结，肝失疏泄，气机失调，气血运行不畅，日久而成，有形之块结于胁下。肝癌乃顽症重疾，毒邪深藏体内，病位较深，非攻不克，一般植物药难以取效，而虫类药多具有攻冲走窜之性，性猛力专，能深入髓络，攻剔痼结之毒邪，适当选用有助于提高疗效[5]。现代药理研究证实土鳖虫既能促血管生成又能抑制血管生成[6]，且因土鳖虫入肝经，郁教授常将土鳖虫用于治疗肝癌、淋巴瘤及妇科肿瘤中带瘤生存的患者。

脑瘤患者多见可持续性的头晕头痛，综合脉症，以肝风内动为主，郁教授总结前人经验，结合现代医学，得出结论：中医所说的抽搐、中风多与现代医学中脑部疾病有关，他认为全蝎可入颅、可进脑，故常在平肝息风方药的基础上，加入全蝎息风止痉。郁教授常在原发性脑胶质瘤或转移癌患者的中药方中加全蝎、蜈蚣，此两味药可息风通络，解毒散结，通脑络的同时，又有抑瘤作用，蜈蚣息风之力较全蝎为强，全蝎通络之力较蜈蚣为胜，故两者合用，可通络化痰止痛，广泛用于各种癌症。但是临床上用量切勿过大。

2. 肿瘤不同并发症的用药经验

对于癌性疼痛的病因，中医认为"不通则痛""不荣则痛"，郁教授认为癌性疼痛属实者多为癌毒沉积于幽微之处，属中医"络病"范畴，故也多将全蝎用于治疗癌性疼痛，可与蜈蚣、蜂房、鼠妇、白花蛇、补骨脂、透骨草等抗癌解毒、活血通络之药配伍。其中全蝎含有多种活性成分，如蝎毒（katsutoxin），是一种类似神经毒的蛋白质，镇痛活性多肽如蝎毒素（tityustoxin）、透明质酸酶（hyaluronidase），全蝎酶解液含多种氨基酸和无机元素[7]。全蝎的这些活性成分被证实具有抗肿瘤的作用，影响肿瘤细胞的黏附，以及抗凝血、促进细胞凋亡等[8]。

对于手足震颤的症状，临床上多见于颅内肿瘤患者，抑或是化疗后的患者，前者多因颅内肿瘤生长压迫神经，后者多因化疗的神经毒性损害神经。而中医的"经络"和现代医学的"神经"存在莫大关联。郁教授认为此种症状属于肝风内动，可选蜈蚣通络息风。他认为此物可外走皮肤，内入脏腑，因其走窜之力较强，故可通络止痛，因其偏温，故也常将其应用于寒痰凝结诸症。而蜈蚣取类比象，郁教授还多将之用于四肢之骨转移、骨关节症状。现代医学也证实：蜈蚣提取物或其有效部位通过抑制肿瘤细胞生长、诱导细胞凋亡、调节免疫、抗新生血管形成等环节抑制肿瘤生长[9-10]。

治疗肿瘤血瘀癥积较重的患者时，郁教授认为水蛭活血力强，适用于需要破血消癥的患者，禁用于有出血倾向的患者。水蛭含有水蛭素，能延缓和阻碍血液凝固，从而有抗凝血作用。近年新发现水蛭在防治心脑血管疾病和抗癌方面有特效。水蛭能通过改善肿瘤缺氧的微环境抑制肿瘤血管生成来发挥抗肿瘤作用，其机制可能是通过降低缺氧诱导因子-1α（HIF-1α）蛋白水平和mRNA的表达，以及降低由HIF-1α所介导的靶基因血管内皮生长因子（VEGF）mRNA的表达来实现的[11]。诸多研究结果证实水蛭具有抑制肿瘤血管生成的作用。

郁教授常说："治病必求其本"，治疗肿瘤时就应掌握癌毒这一根本病机，慎重选用虫类药，应将虫类药的药味、药性、药效和最新的分子生物学研究成果相结合，灵活应用，才能达到事半功倍的效果。

3. 肿瘤不同分期的虫类药应用经验

郁教授认为癌毒之邪，易伤正气，其性善行，无处不到，故随着癌毒的进展，其隐伏缠绵之性会深入五脏六腑。随着毒邪深入，不同分期的肿瘤，虫类药的选择亦不相同。肿瘤早期患者多有肺脾之气受损，郁教授常用补益脾肺之品，使脾气得健，肺气得充。另外，肿瘤早期的化疗药物常影响气血运行，所以在应用虫类药的同时应积极恢复气机，尤其是脾胃之气，使后天之本得健；佐以护肾益气之品，使先天得充。肿瘤进展期患者多出现纳差、憋闷、疼痛等反应，其大抵与痰、湿、毒有关，故治以化痰、祛湿、解毒为法。郁教授认为，此时患者应及早采用辨证与辨病相结合的治疗措施，应用中药治疗。虽然中药直接杀伤肿瘤细胞力弱，但仍对毒邪炽盛的患者有一定的祛邪作用。故郁教授多用蜈蚣、蜂房等攻坚消积解毒之品配以健脾益肾扶正中药，对全身调补有明显促进作用，从而达到改善患者生活质量，缓解放化疗毒副作用的功效，且在预防肿瘤转移等方面具有较好的疗效。肿瘤晚期患者体质较弱，用之应更谨慎，郁教授认为应掌握好虫类药物用量，处理好局部与整体的关系，他还特别强调要与扶正养血滋阴药物配伍，虫类药物或是香燥耗气，需配伍补气药物，或是味道腥臊，需配伍芳香之物，为保证患者食欲，故不可单用，改善食欲多配伍焦三仙、鸡内金、砂仁，补气血常用八珍之类，随证加减。

二、注意要点

郁教授认为，癌毒大多沉伏于里，久病入络入血，一般的行气活血药难以奏效，在用行气活血药物时，要多加入虫类药物。正如叶天士所云："籍虫蚁血中搜逐，以攻通邪结""取虫蚁迅速飞走诸灵，俾飞者升，走者降，血无凝着，气可宣通"。而后有世人解读《临证指南医案》得出结论：虫类药以攻为功，故非沉疴痼疾不用，且年老体弱、妇人病少用或不用，幼科非痘疾不用[12]，故虫类药在临床应用时也有着特殊禁忌。常用的虫类药有蜈蚣、全蝎、土鳖虫、蜂房、水蛭、地龙等。现将郁教授运用虫类药的注意要点总结如下。

（1）虫类药含有动物蛋白，可引起过敏反应，对过敏体质者，用之要慎，一旦有过敏倾向应立即停药。

（2）虫类药多有"小毒"，不能一味攻伐，用之不可过量，时间不要过长，适可而止，这样才能达到预期的治疗目的。如全蝎含类似蛇毒的具有神经毒性的物质，蜈蚣含类似蜂毒的组胺样物质和溶血蛋白，过量可引起中毒，出现溶血、贫血、肝肾功能损害等。所以，对有出血倾向、有肝肾功能损害的患者，虫类药要慎用。

（3）治疗肿瘤过程中，需结合患者病情发展阶段，治疗强调"以调为主、以平为期"。临床用药应根据患者虚、痰、瘀、毒的不同程度，调整虫类药与其他药物之间的比例，随证应用[13]。

三、应用举例

张某，女，51岁。患者2007年初无明显诱因出现间断干咳，少痰，咽痒，无痰中带血，未予重视。2008年7月底咳嗽加重，干咳，无痰中带血，无发热，于中国医科大学航空总医院作胸CT示左下肺占位，肿物大小约5cm×5cm×4cm，肺门及纵隔多个淋巴结肿大，前胸壁淋巴结直径0.5cm。2008年8月1日于安贞医院作胸部代谢断层显像示左下肺明显异常高葡萄糖代谢灶，考虑为恶性病变。2008年8月4日于该院行左肺下叶切除+淋巴结清扫术，术后病理：（左肺下叶）低分化鳞癌，部分腺癌分化，脉管内可见瘤栓，断端净，周围淋巴结转移2/17。（胸壁结节）纤维脂肪及骨骼肌组织。术后以注射用头孢他啶、头孢克洛干混悬剂抗感染，曲马朵止痛等对症支持治疗，伤口恢复好。复查肺部CT：①左下肺癌术后。②左下气胸。③左上胸膜下结节，转移？于2008年9月14日始以紫杉醇210mg，第1日；卡铂400mg，第2日化疗2周期，末次化疗时间2008年11月28日。

2010年9月20日复查脑MRI示脑转移。症见（放疗前）：干咳，少痰，无痰中带血，无胸痛胸闷，无发热汗出，纳眠可，二便调。辨证：气阴两伤，邪毒未净。治法：益气养阴，解毒散结。处方：生黄芪30g，太子参15g，茯苓15g，生白术10g，沙参15g，龙葵15g，白英20g，生薏苡仁30g，枇杷叶15g，杏仁10g，鸡血藤30g，枸杞子15g，女贞子15g，山茱萸10g，砂仁10g，鸡内金10g，焦三仙30g，全蝎5g，蜈蚣2条。在放疗期间，患者一直服用该方治疗，顺利完成放疗。

2010年11月4日（放疗后），患者自诉干咳，少痰，右侧下肢无力有改善，无痰中带血，无胸痛胸闷，无发热汗出，纳眠可，二便调。原方加麦冬10g，蜈蚣至3条，此后一直门诊调治，现患者仍健在。

按语　该患者为肺癌脑转移的病例，患者发现后即行手术，术后又经历放化疗，患者起初的症状为干咳少痰，咽痒等症状，术后唯剩干咳症状，参之舌脉，综合病史，郁教授辨证为气阴两虚，瘀毒互结，在化疗前以健脾补肾，活血化痰，抗癌解毒为主，在郁教授健脾补肾方的基础上，兼用前胡、杏仁、枇杷叶等宣肺止咳之品，补肺阴以沙参一味，因患者有脑转移，加用蜈蚣、全蝎以通脑络，郁教授认为，人体阴液以肾阴最为重要，故在放疗前、放疗时以健脾补肾为主，放疗后，患者脑转移基本控制，此时以肺、脾、肾三脏同补，加用麦冬以益肺阴，继续使用"血肉有情"之蜈蚣、全蝎，以其蠕动之性，飞灵走窜，通络止痛，抗癌解毒；且增加蜈蚣用量，增强通络解毒的力量。此案可见郁教授使用虫类药物是在辨证论治的基础上，在虫类药的用量上十分谨慎小心，须分清疾病的轻重缓急。病之初，正气未虚，可选用峻猛之品；病久正虚，或素体虚弱，当配用扶正之品，而该病患者初诊时正气已受损，故在应用虫类药攻伐的同时配以益气养阴、健脾补肾中药，使邪去而正不伤，效捷而不猛悍。

郁教授评阅

此节内容写得很好，将我一生中医临诊治疗肿瘤应用虫类药的理法方药的观点和经验总结得很到位，虫类药不同于禽兽类药，辛味、咸味居多，能行能散，能攻能破，入气入血，软坚散结、攻坚破积、搜络祛邪等作用各不相同，有的还能镇惊息风，通络止痛，关键在于临诊辨证及辨病，文中总结我提出的在运用虫类药过程中的注意点，值得参考，特别是由于有小毒，用之切忌过量。地龙有舒张平滑肌的作用，故我在治疗肺癌喘憋的应用外，在食管癌噎膈症中亦常应用。

参 考 文 献

[1] 王笑民，张青. 基于"癌毒"的肿瘤发生发展规律探讨 [J]. 中华中医药杂志（原中国医药学报），2011，7（7）：1533-1536.

[2] 潘峰，朱建华，郭建文，等. 朱良春膏方运用虫类药经验 [J]. 中医杂志，2012，53（11）：914-919.

[3] 朱超林，常宁. 奚肇庆运用虫类药治疗肺癌经验拾零 [J]. 辽宁中医杂志，2011，38（10）：1969-1970.

[4] 张晓晨. 地龙药理与临床研究进展 [J]. 中成药，2011，33（9）：1574-1578.

[5] 戴玥. 章永红运用虫类药治疗恶性肿瘤验案举隅 [J]. 山东中医杂志，2012，3，31（3）：211-213.

[6] 韩雅莉，郭桅，李兴暖，等. 地鳖纤溶活性蛋白对 H22 荷瘤小鼠的抑瘤作用 [J]. 中国药理学通报，2009，25（7）：900-903.

[7] 李娜，于淼，胡丽娜，等. 动物药整理研究：全蝎 [J]. 吉林中医药，2009，29（9）：805-806，824.

[8] 李洋，杜文东. 全蝎抗肿瘤作用研究 [J]. 长春中医药大学学报，2012，28（1）：147-148.

[9] 姜建伟，何福根，章红燕. 中药蜈蚣抗肿瘤作用机制及临床应用研究进展 [J]. 海峡药学，2012，24（9）：28-29.

[10] 周永芹，韩莉，刘朝奇，等. 蜈蚣提取液对小鼠宫颈肿瘤生长的影响及其作用机制的实验研究 [J]. 中药材，2011，（6）：859-864.

[11] 李小菊，卢宏达，陈卫群. 水蛭抑制肿瘤血管生成的作用及其机制 [J]. 肿瘤防治研究，2013，40（1）：46-50.

[12] 梅国强.《临证指南医案》虫类用药特点探析 [J]. 中医杂志，2009，50（3）：284-285.

[13] 胡凤山. 郁仁存治疗非小细胞肺癌经验探析 [J]. 中国中医药信息杂志，2010，17（11）：89-90.

第三节 化痰散结药物的应用

肿瘤相当于中医临证的"癥瘕""积聚""结核"等。中医对肿瘤的病因病机形成了比较成熟的看法，认为肿瘤的病因包括正虚、癌毒、血瘀和痰凝，而痰凝在肿瘤的病机中起着重要作用。古代医籍有"诸般怪症，皆属于痰"之说，正如"凡人身上、中、下有块者多是痰"，第一，痰性黏腻，常夹杂六淫、瘀毒为患，使痰瘀毒蕴结成块，预后不良；第二，痰性流动，痰乃津液停聚而成，随气运行，无处不到，停滞不行，结聚成块则为痰核、痰瘤、肿块等。痰是构成肿瘤组织的有形成分之一，其胶着黏腻之性是肿瘤难以消散的重要原因，痰浊黏滞还与肿瘤的复发转移有关。

痰湿是水液代谢异常的产物，主要责之于肺、脾、肾三脏及三焦、膀胱，脾为生痰之源，肺为贮痰之器，肺主通调水道，脾主运化水湿。肿瘤患者体质多虚、多瘀滞，若肺脾失调，则水湿不化，三焦气化失司，若气血不畅，则气无以化水，血无以行水，津液凝滞而生痰、湿、水、饮。在肺癌、胃癌、肝癌等疾病中，痰湿之邪与癌毒、瘀血相结聚，附着于外，治疗时常应用化痰药有半夏、陈皮、杏仁、桔梗、前胡、茯苓、枳实、葶苈子等。

郁教授在长期的肿瘤临床实践中认为"痰凝湿聚"在肿瘤的病机中起重要作用。"结者散之"，所以化痰散结也就必然成为恶性肿瘤的最基本治法。津液郁滞，聚而为痰，痰邪停聚于脏腑、经络、组织之间而引起复杂的病理变化，从而出现多种复杂的临床症状，证候上常见有痰核、乳癖、瘰疬、气瘿、无名肿物、阴疽肿块等，遇此情况，郁教授常用化痰软坚散结药，如全瓜蒌、半夏、海藻、昆布、白芥子、白附子、贝母、夏枯草、生牡蛎等。

一、临床应用

1. 肺癌

中医认为，肺癌属"咳嗽""咯血""肺痈""息贲""肺积"等范畴。患者脏腑虚损，邪气积于胸中，气滞痰凝，瘀阻脉络，痰瘀互结，久成积块。肺为贮痰之器，不化痰则瘀滞无以宣通。临床中，郁教授应用化痰法常与清热解毒、益气养阴、活血化瘀相结合，常用半夏、杏仁、瓜蒌、桔梗、浙贝母、夏枯草等化痰药。若胸闷喘憋明显可予瓜蒌薤白半夏汤开胸豁痰；若痰热壅盛可予清金化痰汤宣肺清热；若痰多咳吐脓血可予千金苇茎汤逐瘀排脓；若出现胸腔积液、悬饮停滞可予葶苈大枣泻肺汤泻肺逐水。相关数据分析认为化痰法治疗非小细胞肺癌具有一定疗效[1]。步许海[2]运用西药联合益气补肺、化痰散结中药治疗中晚期非小细胞肺癌 25 例，临床效果显著，观察组总有效率为 88.0%，明显高于对照组的 68.0%，观察组患者的咳嗽、咳痰、气喘、乏力等症状改善情况优于对照组。祝家成[3]用清热解毒化痰法（痰热清口服液）治疗晚期老年肺癌患者 28 例，治疗组在体重变化、生活质量、咳嗽、咳痰、乏力、气短等方面，疗效均优于对照组（$P < 0.05$）。

肺与大肠相表里，痰热壅肺的患者常出现腑气不通、大便燥结等症状，宣肺化痰的同时配合通腑泻热疗效更佳。冯原[4]等应用清肺化痰通腑方（全瓜蒌、厚朴、大黄、芒硝、虎杖）辅助治疗肺癌 49 例，能有效降低 C-反应蛋白水平，提升治疗效果。

2. 乳腺癌及乳腺良性结节

女子乳腺疾病多与情志不畅有关，且乳腺与肝经循行关系密切，故认为其病机为肝郁不疏导致脾不健运，痰湿郁结。乳腺结节、腺瘤或增生多以痰浊为主，故治疗时常以化痰散结药配以理气通络、活血消积之品。化痰散结药常用清半夏、浙贝母、夏枯草、皂角刺、白芥子、瓜蒌、猫爪草等。

郁教授认为，肝郁气滞、肾亏脾虚是乳腺癌的基本病机，而痰、毒、瘀作为病理产物贯穿于乳腺癌发生和发展的整个过程。《外科正宗》曰："乳岩由于忧思郁结，所愿不遂，肝脾气逆，以致经络阻塞，结积成核"，强调了忧虑郁闷的情绪易导致气郁、痰结、瘀阻。痰浊瘀阻经络是其中一个关键的病因病机，因此在治疗中常用化痰散结药配以疏通经络之品如王不留行、炒麦芽、路路通等。实验证明，疏肝化痰祛瘀方联用紫杉醇可显著改善乳腺癌患者乳腺组织的微循环，其机制与降低血流黏稠度和降低乳腺组织的 VEGF、碱性成纤维细胞生长因子（bFGF）表达有关[5]。田美欣[6]等用化痰散结方协同化疗治疗乳腺癌 33 例，治疗组的疗效优于对照组，且能够降低肿瘤耐药蛋白 P-gp 的阳性表达，证明化痰散结法具有逆转乳腺癌对多种药物产生耐药性的作用。

3. 甲状腺肿瘤

甲状腺位于足厥阴肝经循行之上，多因肝气郁结、饮食不适而起，痰气互结于颈项部，属于中医"石瘿""瘿瘤"的范围，临床上常见。郁教授治疗甲状腺肿瘤多以化痰散结为主要治则，常用海藻、昆布、牡蛎、夏枯草、黄药子、猫爪草、浙贝母、瓜蒌、僵蚕化痰散结，兼有气滞者加柴胡、青皮、郁金、香附理气，兼有血瘀者加当归、赤芍、川芎、莪术活血。一般认为海藻多糖和昆布多糖都能够通过增强机体的免疫功能而间接杀死肿瘤细胞[7-8]。刘晟[9]等利用消痰散结方（制天南星、法半夏、山慈菇、浙贝母、佛手、香橼皮、土茯苓、黄连、藿香、佩兰、绿豆衣）联合西药治疗甲状腺乳头状癌术后患者 151 例，治疗组术后 1 年内疗效明显优于对照组，治疗组术后 5 年内在剩余甲状腺新生结节、颈部淋巴结增生肿大方面均较对照组明显改善（$P < 0.01$），证明化痰散结在远期治疗上更有临床价值。

4. 恶性淋巴瘤及淋巴结转移

恶性淋巴瘤属于中医"失荣""石疽"范畴。淋巴结的功能与水液代谢密切相关，水液运行不畅则化痰，水液为火热凝炼则生痰。郁教授认为淋巴肿瘤及淋巴结转移的病机多以痰瘀互结为主，常用海藻、昆布、猫爪草、夏枯草等化痰散结药配合活血化瘀药治疗。夏枯草具有突出的抗肿瘤作用，夏枯草提取物熊果酸能明显诱导肿瘤细胞组 DNA 的分裂，从而阻止其 DNA 和 RNA 的合成，夏枯草醇提物能显著抑制肿瘤血管新生[10]。

5. 肉瘤

肉瘤是来源于间叶组织的肿瘤，大体可分为软组织肉瘤和骨肉瘤，好发于四肢，发展快，预后差。中医认为，此病多因七情内伤所致，气血暗耗，瘀毒内结，而毒邪流于四肢者常以阴寒偏胜、痰饮凝聚为主，故郁教授常用白芥子、白附子、牛蒡子、山慈菇等化痰药配伍扶正、化瘀、解毒药治疗肉瘤。白芥子、白附子性皆辛温，能够温化寒痰，理气散结，牛蒡子常用剂量为 15～30g，研究表明牛蒡子苷元可诱导人骨肉瘤 MG-63 细胞系发生凋亡，抑制其细胞增殖能力[11]。

6.肝癌

原发性肝癌多由慢性肝炎、肝硬化发展而来，肝纤维化严重，从中医看，是痰瘀互结之证，须从痰、从瘀论治。肝郁络滞，郁教授常用理气化痰药如杏仁、橘络等治疗屡有奇效。研究发现，化痰祛瘀方（炙鳖甲、绞股蓝、丹参、土鳖虫、半夏、浙贝母等）的含药血清在体外实验中能够通过抑制 VEGF 的表达，从而明显抑制肝癌细胞的生长[12]。

二、小结

痰湿之邪有时较为隐匿，不易察觉，且其性黏腻缠绵，随处流行，不易治疗。一旦形成肿瘤实质，必然导致气血受阻，津液不畅，则痰浊蕴生，因此痰凝郁结是肿瘤形成的重要病机之一，尤见于肺癌、乳腺癌、甲状腺癌、恶性淋巴瘤、肉瘤、肝癌等。治疗时坚持"结者散之"的原则，运用化痰散结法，将有形之痰散而消之，运用利湿化痰法，将无形之湿利而逐之，配伍宣肺、健脾、泻肾等药，调节三脏水液的代谢功能。痰湿本与毒邪蕴结、正虚失运、气血瘀滞有关，治疗肿瘤时常辨证配合清热解毒、益气养阴、理气、活血化瘀药。常用化痰药如半夏、天南星、黄药子等都具有一定毒性，在应用时须注意用量和时间。如黄药子治疗痰结时疗效极佳，能控制甚至缩小肿块，但其可能造成肝损伤，因此常用剂量为 15g，且应用 1 个月即须停药，并监测肝功能是否正常。

郁教授评阅

"痰凝湿聚"被我列为中医肿瘤学病机之一，"凡人身上、中、下有块者多是痰"，中医药的化痰散结、祛湿逐饮的治法均在恶性肿瘤的治疗中发挥作用。更令人惊叹的是，中药中许多化痰散结、祛湿逐水的药经现代医学研究都有抑瘤抗癌作用，说明古代医学中认为肿瘤发生与痰凝湿聚有关，实验研究证明白术的挥发油、茯苓多糖、前胡素、杏仁苷、半夏、海藻、昆布、夏枯草、牛蒡子、浙贝母、黄药子、山慈菇、瓜蒌等均有抑瘤作用。故我在运用这些化痰散结药时，也运用了其有抗癌抑瘤作用的一面。我在临诊中，根据中医的辨证施治原则，尽量选用经现代医学实验研究证实有抗癌抑瘤作用的药，既符合中医辨证施治又能抑瘤抗癌祛邪，这是我临诊中疗效较佳的秘密所在，在此公之于同道。

痰证有外痰（外感袭肺的咳嗽）和内生之痰，肿瘤均为内生之"痰"，临证要辨清"寒痰"和"热痰"，寒痰时用温化之法如附子、麻黄、白芥子之类，热痰则以清热化痰为主，用半枝莲、白花蛇舌草、龙葵、金荞麦、黄芩等。所以仍需辨证而治。

参 考 文 献

[1] 容国义，王淑美，唐末. 中医化痰法治疗非小细胞肺癌疗效的 Meta 分析 [J]. 中国临床药理学与治疗学，2017，22（7）：787-794.

[2] 步许海. 益气补肺、化痰散结类中药配合西药治疗中晚期非小细胞肺癌临床研究 [J]. 亚太传统医药，2016，12（2）：111-112.

[3] 祝家成. 清热解毒化痰法辅助治疗晚期老年肺癌的临床观察 [J]. 中国药物经济学，2012（3）：275-276.

[4] 冯原，陈斯宁，周继红，等. 清肺化痰通腑汤治疗痰热壅盛型肺癌临床研究 [J]. 深圳中西医结合杂志，2017，27（1）：39-41.

[5] 王玉祥，杨洁，杨超，等. 疏肝化痰祛瘀方联用紫杉醇对乳腺癌大鼠乳房微循环的影响 [J]. 中国老年学杂志，2016，36（22）：5539-5542.

[6] 田美欣，孙长岗，贺珊珊，等. 指导乳腺癌患者口服化痰散结方对化疗前后 P-gp 表达的影响 [J]. 齐鲁护理杂志，2010，16（11）：124-125.

[7] 赵国华. 活性多糖的研究进展 [J]. 食品与发酵工业，2001，7（27）：45-48.

[8] 王庭欣，蒋东升，马晓彤. 海带多糖对小鼠 H22 实体瘤的抑制作用 [J]. 卫生毒理学杂志，2000，14（4）：242.

[9] 刘晟，矫健鹏，郭军，等. 消痰散结方对甲状腺乳头状癌术后远期疗效的影响 [J]. 中国中医药信息杂志，2014，21（10）：92-93.

[10] 范飞，林薇，郑良朴. 夏枯草抑制肿瘤血管新生的作用 [J]. 福建中医药大学学报，2011，21（5）：18-20.

[11] 顾启滨，邓立明，钟诚. 牛蒡子苷元对人骨肉瘤 MG-63 细胞增殖及细胞凋亡的影响 [J]. 临床医学工程，2017，24（12）：1670-1672.

[12] 卜凡儒，张超，蒋树龙. 化痰祛瘀方含药血清对肝癌细胞血管内皮生长因子的调控作用研究 [J]. 新中医，2013，45（9）：154-156.

第四节　补益类药物的应用

郁教授基于数十年的临床实践和观察，提出了"内虚学说"，学说指出，正气不足、脏腑虚损是肿瘤发生发展的根本原因[1]。"内虚"是由于先天禀赋不足或后天失养，或六淫七情导致气血阴阳逆乱而形成的。"邪之所凑，其气必虚"，内虚是毒邪内犯的基础，也是关键所在。如果正气充实，则外在致病因素无法侵入体内；如果正气虚弱，无法抗邪，使邪气羁留体内，发生气滞血瘀、湿蕴痰凝，日久交阻搏击，演为肿瘤，肿瘤形成后阻滞经脉，耗损气血，使各脏腑功能失调，"内虚"日益加重。罹患肿瘤后，患者饮食常有一定程度的减少，运动也受身体状况影响而欠缺，情绪常有低落恐慌，生活质量整体下降，导致营养摄入不足、气血生化乏源、气机运转严重不足，体质更加孱弱。而主流的抗肿瘤治疗仍以祛邪为主，更伤正气。由此而认为"内虚"与肿瘤互为因果。

正虚毒结是肿瘤的主要病机之一，在老年患者中尤为多见。一方面，肿瘤局部邪毒结聚，另一方面，患者整体正气不足，全身状况差，精神弱、面色暗、乏力明显、饮食不下等，须辨证使用益气扶正、固本培元的中药。郁教授常用补气药有生黄芪、参类、茯苓、白术、焦三仙等；补血药有鹿角胶、阿胶、大枣等；滋肺胃之阴用沙参、麦冬、玉竹、石斛等；滋肝肾之阴用枸杞子、女贞子、山茱萸等；温阳药有补骨脂、淫羊藿、附子、桂枝等。肿瘤病程迁延日久，虚实夹杂、寒热错杂者多，因此补益药的应用以补中寓清、攻补兼施为原则，常选择既能扶正又能抗癌的补益药，并佐以解毒、活血、化痰、散结的药物。

一、应用举隅

1. 脾胃气虚

脾胃为后天之本，运化水谷而成精微之气，与肺中清气合为宗气，与肾气并为元气，散表为卫气，入脉为营气，一旦脾胃之气不足，运化失司，周身气机都受牵制。肿瘤形质原可阻滞气机，暗耗元气，目前又多行手术、放化疗等祛邪攻瘤之法，术后切口愈合缓慢、隐痛，化疗后乏力、恶心呕吐、血象骤降，都与损伤脾胃有关。故在化疗后，常以大剂生黄芪、党参、白术、茯苓、炙甘草等益气健脾，陈皮、姜半夏、砂仁、焦三仙等醒脾开胃，柴胡、升麻等升发阳气，以减轻化疗不良反应，增强患者的耐受性。

结肠癌患者多有脾胃气虚的体质基础，因饮食不节而损伤脾胃，运化失司，湿热内生，热毒流注于大肠，阻碍气血，最终形成"虚、湿、瘀"结合的病理状态。若单以活血逐瘀、清热燥湿的治法祛除病理产物，而忽略了根本的治疗，则很难达到预期疗效，顽固湿热必以脾胃之阳温化，瘀血必以脾胃之气开通，因此恢复脾胃的阳旺之气尤为重要，临床中常用健脾益气之法，佐以四妙散及藤梨根、半边莲等通下利湿的抗肿瘤药。研究报道，健脾益气化瘀解毒方可能通过将结肠癌 HCT116 细胞周期阻滞，从而抑制细胞增殖，并通过上调凋亡相关蛋白 Bax，下调 Caspase-3、Bcl-xL 蛋白的表达从而诱导细胞凋亡[2]。

2. 气血两虚

化疗后骨髓抑制导致白细胞减低、血红蛋白降低、血小板减低，患者自觉乏力倦怠、气短、面白如纸、唇色变淡，中医认为以气血两虚为主，病因为药毒所伤，病位在骨髓，损及脾肾。药毒中伤脾胃，则饮食无以运化，气血乏源；药毒入肾，肾精受损，肾气虚弱，不能化血。情况较轻者，用升血汤或四物汤、当归补血汤、十全大补汤加减。血虚进一步发展可能导致肝肾阴虚。化疗中可以预防性地应用益气生血的药物，因阴血不能速生，宜缓缓图之，临床中可见白细胞易回升，而血红蛋白、血小板升高缓慢。文献报道郁教授创升血汤（生黄芪、党参、白术、茯苓、鸡血藤、女贞子、枸杞子、菟丝子等）配合化疗，使血象下降不明显，且能增强患者细胞免疫功能。将方中健脾药与补肾药拆开分别做动物实验，与全方作对照，结果：健脾益气药和补肾益精药虽有提升和保护骨髓作用，但不如健脾补肾全方的效果好，健脾补肾全方在防止化疗对骨髓及免疫功能的抑制方面效果也较好[3]。郁教授经验：在血象明显受损时加山茱萸、补骨脂及大补气血的紫河车；偏血红蛋白低的可加阿胶、龟板胶、大枣；偏血小板低的可用茜草、大枣、石韦、鹿角胶等。

3. 气阴两虚

肺为水之上源，喜润而恶燥，而肺癌发生时，肺失宣降，布散津液之功能受损，气化失常，内生痰湿，与热毒交结，久则肺气耗散，肺阴不养，出现咳嗽痰少、神疲乏力、动则气喘、口燥咽干、自汗或盗汗、舌红少苔等气阴两虚的表现。临床中应用生脉散、麦门冬汤、沙参麦门冬汤等治疗效果较好，可配伍清热解毒、化痰散结药。沙参、麦冬、天花粉、玉竹最善清养肺胃之阴，润燥止渴，有研究证明沙参麦门冬汤能有效改善患者的免疫功能，降低患者的炎性反应[4]。

胃癌的癌前病变（肠上皮化生、异型增生）多表现为气阴两虚、瘀毒交阻证，如及时治以益气养阴、化瘀解毒，临床运用黄芪、党参、白术、茯苓健脾燥湿，沙参、麦冬、石斛、生地黄养阴益胃，当归、川芎、莪术、丹参等养血逐瘀，或能逆转病理组织变化，预防癌症的发生。胃阴亏虚贯穿胃癌患者始终，常见身体枯瘦，舌苔剥脱，常用益胃汤合四君子汤等。石维娜[5]等观察芪参益胃汤治疗慢性萎缩性胃炎伴胃癌癌前病变85例，治疗总有效率高于对照组（95.18%比81.71%），认为芪参益胃汤可有效改善症状，缓解胃黏膜炎症，阻断和逆转肠上皮化生、异型增生，治疗萎缩性胃炎伴癌前病变疗效显著，其机制可能与调节Th1/Th2免疫失衡有关。叶强[6]应用补中益气汤合益胃汤联合化疗治疗晚期胃癌30例，与单纯化疗对比，患者的近期疗效不明显，KPS评分及中医证候总有效率、中医证候积分与对照组比较，差异均有统计学差异（$P < 0.05$），说明补中益气汤合益胃汤对改善症状和提高生活质量有较好的作用。

4. 肝肾阴虚

恶性肿瘤晚期患者常出现恶病质。在肿瘤发生后期，由于癌毒、湿邪、热邪长期伏于体内，以及失治、误治、手术、放化疗等打击性治疗，容易损耗阴精，导致体质变化，肝肾阴虚。"阳化气，阴成形"，肿瘤在体内形成，首先消耗脾胃后天之气，日久则消烁肾中根本，脾胃又难以化生津液、阴血以相继，故精血阴津逐渐亏损，郁教授常用六味地黄汤（丸）加减配伍理气健脾和胃的药物（如砂仁）应用，理气和胃药可防滋腻碍胃。六味地黄汤（丸）对机体的细胞免疫和体液免疫均有明显的增强作用，还具有保护和增强造血系统功能的作用[7]。

部分乳腺癌是内分泌相关性疾病，常规内分泌治疗后，很多患者会出现类更年期症状，包括潮热汗出、骨节胀痛、失眠多梦、情绪急躁等肝肾阴虚的症状，常用药对女贞子、枸杞子来调节，二者滋阴补肾，养肝明目，能够提高免疫力、增强抗癌作用、保护肝肾功能和造血功能。滋水清肝饮由六味地黄丸加柴胡、山栀、炒酸枣仁、当归、白芍组成，适用于肝肾阴虚而兼肝郁火旺的患者，补充了清肝养血的功效。有研究证实，滋水清肝饮能够改善乳腺癌内分泌治疗的不良反应，降低血脂，且不会引起雌激素水平升高和子宫内膜增厚[8]。

5. 脾肾阳虚

癌毒为至阴之邪，但常转为阳邪，蕴结于内，集聚阳气，日久则导致周身寒热不均，上热下寒，甚则损伤真阳，阴阳格拒。阳虚较轻时，或四肢不温或背恶寒或腹冷，以桂枝温阳散寒，温通经络；及脾阳虚时，腹冷痛、泄泻，喜温喜按，舌胖暗，脉沉迟，以理中汤温中祛寒，补气健脾，或有寒热错杂、上热下寒者，用柴胡桂枝干姜汤，温阳泻热，交通阴阳；及肾阳虚时，腰膝酸软、畏寒肢冷、小便不利，则加附子、肉桂，或服金匮肾气丸。汪莉[9]等应用金匮肾气丸联合化疗治疗脾肾阳虚型大肠癌患者35例，观察组患者的 KPS 评分和体质量改善及中医临床证候积分均明显优于对照组，有效率为88.5%，高于对照组的74.3%。肿瘤患者长期服药，少则几月，多则三五年，抗肿瘤中药多为清热解毒之品，久服易伤脾阳，故常加干姜 3～5g，益胃温中，除此仍须时时关注患者的脾阳之气是否充足。

妇科肿瘤属于中医的"癥瘕"范畴，病机多以虚、寒、瘀、毒为主。女子下焦阳气本虚，易受寒邪，寒凝日久则气血凝滞不通，癌毒与瘀血搏结，导致气血难以运转，阳气难以下达，郁热上犯，出现小腹冷、下肢寒、口干心烦等症。《金匮要略》的温经汤能够温经散寒、养血祛瘀，与妇科肿瘤的病机契合，配合清热解毒散结药效更佳。下焦之病，寒多热少，如腹盆腔转移、腹水多可从温阳法治之。

二、注意事项

郁教授提出"内虚学说"使得补益法成为治疗肿瘤的一大法则，在临床中，郁教授最重视补益脾肾，强调改善"内虚"环境能够使得患者减轻痛苦，提高疗效，延长生存期。在运用补益中药时应当注意，有虚则补益，无虚则不用补益，从阴阳、气血、脏腑等方面辨证、辨病、辨阶段。根据"治未病"理论，应当考虑肿瘤的阶段、目前的治疗，如手术、放化疗对机体的影响，在即将出现虚证的情况下预防性地应用补益药。在药物的选择上，既可扶正又能抗肿瘤的中药是首选，如经过药理研究证实黄芪多糖、枸杞多糖、薏苡仁酯、当归多糖等都具有不同的抗肿瘤作用。但中医药并非依靠单物质的抗肿瘤作用而治疗肿瘤，而是在中医思维的指导下辨证用药，以平为期。

三、应用举例

患者，女，68岁，2007年11月13日初诊。主诉：骨痛时作2年余。病史：骨扫描提示左肩、右侧肩胛骨、左侧髂骨、右侧髂骨部分放射性分布，考虑恶性病变。穿刺病变：发现腺癌细胞。现化疗中（Avastin），因无法耐受化疗不良反应转诊中医治疗。现症见：骨痛，乏力，纳差，二便调。血象、肝肾功能正常。拟用健脾益肾法。处方：生黄芪 30g，太子参 30g，茯苓 10g，炒白术 10g，鸡血藤 30g，怀牛膝 10g，枸杞子 15g，菟丝子 10g，鹿角胶 10g，黄精 10g，补骨脂 10g，透骨草 10g，焦三仙 30g，鸡内金 10g，法半夏 10g。后患者未再复诊，以此方加减春秋服药，冬夏间歇，坚持近十年。2017 年 3 月患者家属携病历复诊，代诉仍有骨痛，较前消瘦，而生活尚能自理。

按语 此方为郁教授自创升血汤加减，原为配合化疗、增效减毒而设，并无抗肿瘤中药，仅为益气健脾，填精补肾，醒脾和胃，未料能有如此功效。《素问·生气通天论》提到："阴平阳秘，精神乃治；阴阳离决，精神乃绝。"郁教授从多年肿瘤治疗临床实践中深刻体会到"阴阳平衡"的重要性，提出机体平衡理论是稳定肿瘤、使患者长期生存的基础。肿瘤在人体内生长是个正邪消长的过程，用补益药来益气健脾、补肾填精，改善"内虚"的机体状态，使得身体的正邪处于相对平衡，或许就能够实现长期稳定的带瘤生存。

郁教授评阅

（1）"虚者补之"是中医治疗法则。肿瘤患者原有"内虚"，加上治疗过程中会加重体内的阴阳、气血、脏腑失调，使之虚而更虚，故补虚扶正是治疗恶性肿瘤必须应用的一大法则。

（2）在补益扶正治疗中，除辨证外，更重要的是补虚扶正要以固本为主。"脾为先天之本"，"肾为后天之本"，故我在肿瘤治疗全过程中，一直重视和坚持健脾补肾，固先天之本，以保后天之本，这样对阴阳的调和，气血的化生，脏腑功能的调节均有裨益。我数十年的经验发现，脾、肾先后天之本最重要，需保护好，调治好，才能保护全身。健脾补肾不仅能改善患者的症状，减轻痛苦，而且能提高中西医结合疗效，提高细胞免疫功能，提高患者的生活质量和生存期。

（3）现代医学治疗肿瘤时常伤及患者机体，所以我提出中西医结合治疗，采用中医药与手术、放化疗、生物治疗相结合的方法。①手术损气伤血，影响脾胃，中医药可在术前、术后予以调理，使机体在术后尽快恢复，为下一步放化疗做好体能准备；②放疗是外来热毒之气，易伤阴耗气，故益气养阴法佐以活血治疗可明显减少放疗的毒副作用和后遗症，佐以适当的活血药可提高肿瘤局部血流量及氧含量，对放射线更加敏感而增强放疗效果；③中医药配合化疗治疗肿瘤较常用。化疗药多损及脾肾，气血大伤，常引起气血两虚和脾肾双亏，故中医药治以健脾益气，滋补肝肾为主（如升血汤的作用），能减少化疗药对骨髓造血功能和机体免疫功能的抑制，保护血象和免疫功能，同时健脾和胃。实验研究发现中医药能够减少化疗的毒副作用并可以增强某些化疗药的抑瘤作用，这是中医药对世界医学的贡献，也是具有中国特色的中西医结合治疗方法。另外，现代生物免疫学治疗及靶向药治疗时，中医药的配合也可取长补短，相得益彰。

（4）六味地黄汤是我在治疗肿瘤中的创用，且运用广泛。我将其应用于肿瘤治疗主要是基于以下几点：①六味地黄汤（丸）原本为钱乙治儿科创用，方中对肝、脾、肾三补三泻，以滋阴为主，药性平和。肿瘤患者常见肝、脾、肾受损，出现耳鸣、手足心热、腰腿酸软等症，故常适用；②现代药理研究发现六味地黄汤（丸）有防癌抑瘤作用（对食管癌多发区食管上皮增生有抑制作用），而方中山茱萸、茯苓均有抑瘤作用。所以我应用此方于肿瘤患者有"寓攻于补"的观点，既扶正又祛邪，一举两得。

总之，扶正补虚仅是肿瘤治疗中的一大法，但诊治中仍应遵循我提出的辨证与辨病相结合、局部与整体治疗相结合、祛邪与扶正治疗相结合、阶段治疗与长期维持康复治疗相结合的四大原则，在恶性肿瘤的治疗中充分发挥中医药的作用与优势。

参 考 文 献

[1] 唐武军，王笑民. 郁仁存治疗肿瘤"内虚学说"初探 [J]. 北京中医药，2011，30（3）：186-188.

[2] 简小兰，杨晓，罗吉，等. 健脾益气化瘀解毒方含药血清对结肠癌 HCT116 细胞增殖、周期、凋亡的影响 [J]. 北京中医药大学学报，2016，39（11）：909-914.

[3] 饶燮卿，郁仁存，胡玉芳，等. 升血汤配合化疗治疗中晚期胃癌的临床观察及实验研究 [J]. 中西医结合杂志，1987（12）：715-717+707.

[4] 杨忠光，梁鑫，赵远桥. 沙参麦冬汤联合化疗对气阴两虚型肺癌患者免疫功能及炎性反应的影响 [J]. 中国实验方剂学杂志，2017，23（16）：158-163.

[5] 石维娜，白学娟，郝杰，等. 芪参益胃汤治疗慢性萎缩性胃炎伴胃癌前病变疗效及其机制探讨 [J]. 中药药理与临床，2017，33（2）：176-179.

[6] 叶强，刘辉华. 补中益气汤合益胃汤联合化疗治疗晚期胃癌 30 例临床观察 [J]. 中医药导报，2017，23（2）：47-48.

[7] 饶斌，谢斌，余功，等. 滋阴方六味地黄丸抗肿瘤研究进展 [J]. 江西中医药大学学报，2014，26（1）：84-87.

[8] 孙少梅，曹鹏，霍介格，等. 滋水清肝饮对乳腺癌内分泌治疗不良反应的影响 [J]. 中国实验方剂学杂志，2013，19（18）：256-259.

[9] 汪莉，李铁，杜红旭. 金匮肾气丸改善大肠癌患者脾肾阳虚症状的临床观察 [J]. 中国民康医学，2015，27（23）：82-83.

第五节 化瘀类药物的应用

血瘀证在肿瘤中广泛存在，活血化瘀是肿瘤治疗的重要方法。瘀血既是一种病理产物，如气虚、气滞、痰凝、寒热、情志内伤、饮食起居失宜等均可导致血行不畅，形成瘀血；又是一种致病因素，可阻滞气机，阻碍气血运行，进一步导致脏腑功能失调。血瘀证是指血液运行迟缓不畅，或血溢脉外而停滞于脏腑或组织所引起的证候。血瘀证的临床表现为疼痛，多为刺痛，痛处固定，拒按，夜间加重，有固定不移的肿块，质地较硬或有压痛，如有出血则易反复，血色紫暗或夹血块，面色黧黑，肌肤甲错，口唇爪甲青紫，舌质紫暗，或有瘀斑瘀点，或舌下静脉曲张，脉细涩或结代等。根据瘀血停滞的部位不同，也可有不同的特征。常见化瘀类中药有桃仁、红花、赤芍、莪术、川芎、延胡索、乳香、没药、五灵脂、降香、丹参、牛膝、鸡血藤、王不留行、土鳖虫、苏木、骨碎补、水蛭、虻虫、斑蝥、穿山甲等。

一、血瘀与肿瘤的关系

1. 传统医学瘀血与肿瘤的关系

祖国医学早有对瘀血的认识。《黄帝内经》中虽未直接提及瘀血，但也有"恶血""留血""血菀""脉不通""血凝泣"等三十多种瘀血证的病名，更提出"血实宜决之""疏其气血，令其调达，而致和平"，奠定了活血化瘀法治疗血瘀证的理论基础。肿瘤可归属于中医学"癥瘕""积聚"的范畴，具体记载如噎膈、积聚、乳岩、瘰疬、石瘿、舌菌、失荣、伏梁、肠覃、黑疔、石瘕、石疽等[1]。肿瘤的病因病机为外感六淫邪气，情志饮食内伤，正气内虚，痰、瘀、毒邪结聚，导致气血运行不畅，脏腑阴阳失调。古代不少医家认为瘀血是癥瘕的病理基础，《素问·举痛论》曰："血气稽留不得行，故宿昔而成积也。"《医学十二种》中说："噎膈之症，必有瘀也。"王清任《医林改错》中说："气无形不能结块，结块者，必有形之血也。"肿瘤血瘀证多为瘀滞内结[2]。唐容川《血证论》明确指出："瘀血在经络脏腑之间，则结为癥瘕，瘕者或聚或散，气为血滞，则聚而成形"；并提出"凡治血者，必先以祛瘀为要"的治疗大法。上述可见，瘀血与肿瘤关系密切，这是肿瘤临床治疗中应用活血化瘀法的依据。

2. 现代医学血瘀与肿瘤的关系

现代研究表明，恶性肿瘤常存在微循环障碍、血液流变学异常等病理变化，这种高凝状态与中医学的血瘀证基本一致。20 世纪 90 年代以来，北京中医医院肿瘤科通过观察研究发现，癌症患者尤其是中晚期患者，多数均存在血瘀证，并多兼气虚[3]。文献报道，约 90% 的恶性肿瘤患者血液中存在高凝状态，应用活血化瘀药物可以改善血液高凝，改善肿瘤缺氧及炎性微环境，减少相关不良事件，提高患者的生存质量[4-5]。活血化瘀药物抗肿瘤的机制可能与直接抑制肿瘤细胞增殖，促进肿瘤细胞凋亡，调节血管生成因子的表达等机制相关。活血化瘀药通过抑制肿瘤的侵袭与转移，增强放化疗的疗效，减轻其不良反应，提高机体免疫能力，逆转肿瘤的多药耐药性。但也有学者认为活血化瘀药物可以改善肿瘤周围微循环，丰富肿瘤血供，促进肿瘤转移。还有一部分人认为活血化瘀药物可以通过多靶点作用促使肿瘤血管正常化。如有研究[6]表明，灯盏细辛具有均匀扩张肿瘤血管，减少紊乱结构，促肿瘤良性血管生成的作用。

二、药物举例

根据作用强弱的不同及临床应用侧重点的不同，肿瘤治疗中常使用的活血化瘀药可分为补血活血、止血化瘀、活血通络、活血止痛、破血消癥几类。补血活血药如鸡血藤，既可活血，又可养血补血，能祛瘀生新，郁教授一般用至 30g，瘀血明显时配伍莪术，增强破血行气之力。止血化瘀药如三七、茜草、蒲黄炭。茜草常与旋覆花配伍，取《伤寒杂病论》旋覆花汤之意，郁教授用以治疗肝癌、胃癌、肺癌等伴胸胁疼痛、吐血呕血等症。活血通络药如川芎、赤芍、桃仁、红花等。郁老常以川芎、赤芍各 10g 配合使用，借气行之力增加活血化瘀功效。桃仁、红花为常见活血化瘀药对，效力较川芎、赤芍更强，血瘀证明显才可使用。活血止痛类药多辛散，既可入气分，又可入血分，能活血行气以止痛，如延胡索，可配伍川楝子用于气滞血瘀伴有疼痛的各类肿瘤；或配伍白屈菜、徐长卿用于肿瘤患者疼痛较严重时。破血消癥药多为虫类药，辛苦兼有咸味，善于走窜，归于肝经血分，郁教授认为癌毒大多沉伏于里，且久病入络入血，加入药性峻猛的虫类药物可剔邪搜络，攻坚散结。再如莪术、三棱，也可破血行气，消积止痛。

三、临床应用

1. 肺癌

肺主气，肺癌的病机主要为正气亏虚，邪毒内侵，导致肺失宣降，气机不畅，气滞则可引起血瘀。中晚期肺癌或手术损伤肺络，症见咳嗽不畅，胸部刺痛，或见咯血色暗红，唇甲色暗，舌质紫暗，有瘀斑点，苔薄黄，脉弦或细涩时，治以活血化瘀，理气止痛。可选用血府逐瘀汤加减。郁教授常用枳壳、桔梗、瓜蒌、苦杏仁理气化痰；龙葵、赤芍、川芎活血化瘀；降香、延胡索、乳香、没药、五灵脂、蒲黄等活血止痛；仙鹤草、血余炭、大蓟、小蓟、花蕊石、三七、茜草等凉血止血化瘀。伴有骨转移时，郁教授常用补骨脂，配伍白屈菜、延胡索、徐长卿活血止痛。胸部放疗后见血瘀证时，常用鸡血藤、女贞子、生地黄、玄参、忍冬藤、桔梗、甘草、川芎、丹参等。

2. 肝癌

肝癌发病主要是由于正气亏虚，外感邪毒，情志失调，肝失疏泄，导致机体气机升降失调，气滞血瘀，积聚于胁下。气滞血瘀型临床多见有胁肋刺痛，夜间尤甚，胁肋下可触及肿块，舌暗红，有瘀斑或瘀点，苔白，脉弦涩。临床常用膈下逐瘀汤加减。疼痛固定明显者可加延胡索、白屈菜、徐长卿活血止痛，瘀血日久，顽固不去者，可使用土鳖虫等虫类药增加走窜之性，破血逐瘀，通络消癥。

3. 胰腺癌

胰腺癌可归于中医学"积聚""黄疸""伏梁"的范畴，病位在肝、脾，常因外感湿邪、情志不遂、嗜食肥甘厚味等因素，导致肝气郁结、痰湿凝聚、瘀毒内结。胰腺癌早期诊断率低，发现时多为中晚期。郁教授治疗黄疸日久，色黄晦暗，面色黧黑，胁下肿块刺痛，身体消瘦，舌暗有瘀斑，脉弦涩的肝郁血瘀型胰腺癌，常用经验方"胰体癌方"（柴胡、金钱草、川楝子、莪术、郁金、赤芍、肿节风等）加减。

4. 肾癌膀胱癌

肾癌与膀胱癌发病均为脾肾亏虚、湿热瘀毒蕴结水道所致。瘀血与湿热毒邪相蕴结时，临床可见排尿困难，小便涩痛，有血尿或夹有血块，小腹疼痛，有下坠感，舌质暗或有瘀斑瘀点，脉弦涩。治宜活血化瘀，利尿通淋，郁教授常以龙蛇阳泉汤加减。此时虽有瘀血，但同时还有湿热邪毒，正气亏虚，活血药不宜过多，可将活血化瘀药配伍补气药使用，以黄芪、党参、当归、赤芍、川芎益气扶正、活血化瘀，以龙蛇羊泉汤之龙葵、白英、蛇莓、土茯苓清热解毒，共奏抗肿瘤之功。

5. 卵巢癌

妇人以血为用，妇科疾病也多与血相关，卵巢癌属于中医"癥瘕"范畴，常见气虚血瘀证，证候如下：腹部包块坚硬不移，下腹时有刺痛，夜间加重，面色晦暗无华，形体消瘦，肌肤甲错，神疲乏力，二便不畅，舌紫暗，有瘀斑或瘀点，脉细涩。治宜理气活血，散瘀消癥。郁教授常用方药：川楝子、龙葵、土茯苓、白英、生黄芪、当归、赤芍、莪术、延胡索、川楝子、乌药、厚朴、鸡血藤等。瘀血严重者可加桃仁、莪术，或虫类药如水蛭、虻虫、穿山甲等；腹痛甚者加白屈菜、白芍、炙甘草。

四、注意事项

在肿瘤的临床治疗中，应遵守最基本的辨证论治原则，有是证用是方，而不同化瘀药物及方剂的选择应根据血瘀的轻重程度、患者的个体差异、病程的发展过程进行辨别。肿瘤的病因病机复杂，应用活血化瘀药物时，还应针对引起瘀血的原因和具体的病症与其他药物配伍使用，如瘀热互结应配伍清热解毒药；气滞血瘀应配伍行气药；寒凝血瘀应配伍温里散寒药等。郁教授认为肿瘤病机主要为正虚毒结，正气虚弱可导致瘀毒结聚，瘀血阻滞反过来又可加重正虚，因此尤为重视气虚血瘀证的治疗，气为血之帅，气行则血行，临床常将补气药如黄芪、党参等与活血化瘀药配合使用，一般使用补气药、活血药的比例为 6 : 4 或 7 : 3。当然对于气虚不明显的肿瘤患者应用活血化瘀药时应定期调整药物，及时扶助正气，因活血化瘀药多辛散走窜，易耗伤气血，要注意化瘀而不伤正。

郁教授评阅

（1）血瘀证是肿瘤患者的一种主要表现，血瘀也是肿瘤发病病机之一，故活血化瘀是肿瘤治疗中常用治法之一。我们在前期的观察研究中发现，中晚期恶性肿瘤患者约半数以上均有血瘀证同时伴有气虚，我科曾首先提出肿瘤患者气虚血瘀证多见，故益气活血法是治疗肿瘤的常用大法。

（2）应用活血化瘀药物时应分清血瘀程度、部位、轻重而选用不同活血化瘀类中药。

（3）肿瘤患者单纯血瘀证很少，大多存在气虚、气滞等证，故根据"气为血之帅""气行则血行"的中医理论，我常对气虚血瘀证用益气活血法，对气滞血瘀者则用行气活血法，而且体现益气药比例要大些，因为中晚期肿瘤患者，绝大多数均有"内虚"，以气虚为甚，故益气药与活血药之比为 6 : 4 或 7 : 3，这是我的经验，大量活血化瘀、破癥攻坚之剂而不伍以补气行气之品，可给患者带来损伤。特别要提出的是有些活血化瘀中药有免疫抑制作用，可能对肿瘤患者不利，20 世纪 60 年代曾有研究报告，在动物实验中发现丹参注射液能促进肿瘤转移，影响中西医肿瘤界多年，后来在实验中发现口服丹参则未见此作用，故我在使用活血化瘀药的同时常配以能提高患者细胞免疫功能的扶正补益药。

（4）中医以辨证论治为则，故"有是证即用是药"，即临床辨证有血瘀证才用活血化瘀药，血瘀证除中医的诊断证候要素外，还须参照现代临床检测的血液高凝状态、血液流变学异常、微循环障碍及血栓形成等指标。

（5）在肿瘤治疗中，用活血化瘀药的同时，必须联合有效抗癌抑瘤的中草药使用，以免增加促转移作用。

参 考 文 献

[1] 何伶文，严小军，刘红宁. 肿瘤病因病机总结及其阴虚病机初探 [J]. 辽宁中医杂志，2017，44（5）：934-936.

[2] 张永琴，韦艾凌. 活血化瘀法治疗恶性肿瘤的思考 [J]. 广西中医药大学学报，2014，17（2）：73-75.

[3] 王禹堂，王笑民. 癌症患者的血瘀证研究 [J]. 中国医药学报，1996，11（6）：57.

[4] 郑洋，孙霈，董青，等. 恶性肿瘤血液高凝状态中医治疗思路与方法 [J]. 中国肿瘤，2013，22（12）：1011-1014.

[5] 郑舞，杨金坤. 肿瘤微环境及其中医病机 [J]. 中医杂志，2015，56（20）：1720-1724.

[6] 王秀丽，周亚兴，李海燕. 活血化瘀对血管内皮功能的影响 [J]. 中国医院用药评价与分析，2010，10（10）：956-957.

第六节　清热解毒药物的应用

热毒是肿瘤发生、发展的重要原因之一。中医认为，热为温之渐，火为热之极，火热之邪内蕴，客于血肉，壅聚不散，腐蚀血肉，皆可酿成痈脓，或发为肿瘤。《医宗金鉴》云："痈疽原是火毒生，经络阻塞气血凝"。结合临床，确实可见火毒与肿瘤常常并存，特别是一些中晚期肿瘤患者，常伴有局部肿块灼热疼痛、发热或五心烦热、口渴尿赤、便秘或便溏泄泻、舌苔黄腻等热性症状，如肠癌之便脓血；子宫颈癌之五色带下；肝癌多伴烦热、黄疸、腹胀纳呆，若邪热迫血妄行则吐血、便血；乳腺癌溃破流秽、滋腻难闻；白血病吐衄、发斑等。全身症状常见发热、五心烦热、口渴溺黄、便结或滞下、舌红、苔黄、脉数，此或为邪热瘀毒，或为痰湿久滞化热之毒，或为阴虚之热毒，或为肿瘤坏死感染之毒等蕴积于体内所致，可见热毒与肿瘤的发生发展关系密切[1]。

热毒蕴结是恶性肿瘤重要的发病病因及病机之一，因此，清热解毒药历来是中药预防和治疗恶性肿瘤的重要组成部分[2]。郁教授治疗恶性肿瘤向来重视清热解毒类药物，他认为，无论是临床疗效还是现代药理学研究结果，清热解毒类药物在各类抗肿瘤的中药中作用最强。但由于肿瘤成因的复杂性和临床表现的多重性，在治疗中很少采用单一治法，根据辨证不同，中药处方有不同侧重，除了一些单方、验方外，清热解毒法在大多数情况下是与其他疗法综合运用的。

一、应用举隅

1. 肺癌

肺主气,司呼吸,性喜润而恶燥,又为贮痰之器。热毒内蕴,肿瘤生于肺,最易炼液成痰,日久则易耗气伤阴,导致气阴两虚。故在肺癌治疗中,清热解毒法常与化痰散结、益气养阴类药物配伍应用。郁教授临床上常以清热解毒药之龙蛇羊泉汤、白花蛇舌草、拳参、金荞麦、冬凌草、石见穿、石上柏等配合应用滋阴、益气等扶正药治疗晚期肺癌。龙蛇羊泉汤是郁教授最常应用的清热解毒验方,是临床常用的抗癌方剂,由白英、龙葵、蛇莓、土茯苓组成。现代药理研究发现,其主要组成药物白英、龙葵及蛇莓有较强的抗肿瘤作用[3-5]。白花蛇舌草、拳参是广谱抗癌药物,郁教授在临床上将之广泛应用于各种肿瘤的治疗,同时现代药理研究也证实,白花蛇舌草在多种肿瘤中都具有较强的抗癌作用,如肺癌、肝癌、胃癌、宫颈癌、淋巴瘤等[6]。

2. 食管癌

在食管癌的发病过程中,热毒多与气滞、痰凝、瘀血交杂,以至膈塞不通。故在治疗中,清热解毒法多配合化痰、散结、理气、祛瘀法同用。郁教授常用冬凌草、肿节风、拳参、山豆根等,配合化痰散结理气的夏枯草、瓜蒌、木鳖子、刀豆子共同使用。郁教授在食管癌治疗中最喜用冬凌草,冬凌草的醇及水提物对多种移植性肿瘤有肯定的抑制作用,冬凌草素对人体食管癌鳞癌细胞株有明显的细胞毒作用,冬凌草制剂对食管癌癌前病变转变为癌有明显的抑制作用,同时对实验性炎症有抗炎作用,对食管癌的化疗有减毒增效作用[7]。

3. 胃癌

胃癌乃三阳热结,灼伤津液,水谷出入之道不得疏通,同时脾胃为后天之本、气血生化之源,病久则气血双亏。故在治疗中清热解毒药常与疏肝化痰、益气养血之品配伍应用。郁教授治疗胃癌常用的清热解毒药有菝葜、肿节风、藤梨根、白花蛇舌草、白英、半枝莲、半边莲、龙葵、土茯苓等。

4. 结直肠癌

大肠为传导之官,其发病多因饮食不节(洁)损伤脾胃,运化失司,湿热内生,热毒流注于大肠。蕴毒结于脏腑,火热注于肛门,结而为肿瘤。在治疗中清热解毒药常与化瘀、利湿、理气化滞及扶正补益药同用。治疗结直肠癌郁教授常用清热解毒药藤梨根、虎杖、白花蛇舌草、半枝莲、龙蛇羊泉汤、拳参、垂盆草、土茯苓等。

5. 肝癌

在内伤七情、外感六淫、饮食不节、肝病久延、正气亏虚等诸多因素作用下,外感寒气、湿邪、湿热侵袭人体,加之饮食不节、脾胃损伤,或因情志抑郁、肝气郁滞、气滞血瘀,结而成积,脾阳为湿所困,湿郁化热,蒸郁而生黄疸,故清热解毒药常与理气利湿祛瘀之药同用。热邪久留不去,亦伤肝阴,故在晚期亦与养阴柔肝之品同用。郁教授临床上常用半枝莲、白花蛇舌草、白英、龙葵、八月札、虎杖、蛇莓、土茯苓、茵陈、拳参伍以软坚利水的海藻、牡蛎、车前子等；瘀血配莪术、丹参、当归、川芎等；气滞腹胀伍用柴胡、枳壳、厚朴、木香、大腹皮等。对于肿瘤较大，邪实重、正虚轻者，同时应用虫类药，如水蛭、土鳖虫等，因为虫类药多具有攻冲走窜之性，性猛力专，能深入隧络，攻剔痼结之毒邪，适当选用有助于提高疗效。

6. 头颈部恶性肿瘤

在鼻咽癌、口腔恶性肿瘤的治疗中，清热解毒药多伍以滋阴生津药配合放疗以清放射之热毒，减轻毒副作用从而提高疗效，亦有与化疗配合而取效者。郁教授以清热解毒的白英、金银花、白花蛇舌草和清热凉血的生地黄、白茅根，伍用沙参、麦冬、天花粉等滋阴生津药组成扶正生津方，配合放疗。单纯中药治疗应用山豆根、石上柏、白花蛇舌草、拳参、金荞麦、冬凌草等。

7. 乳腺癌

《外科正宗》曰："乳岩由于忧思郁结，所愿不遂，肝脾气逆，以致经络阻塞，结积成核"，强调了情志不调是乳腺癌发生的主要病因，肝气郁滞则是乳腺癌的主要病机，而肾亏脾虚是乳腺癌的基本病机，痰、毒、瘀作为病理产物贯穿于乳腺癌发生发展的整个过程。治疗中清热解毒药常与疏肝解郁、健脾补肾、化痰散结之品同用。郁教授治疗乳腺癌常用清热解毒药白英、龙葵、蛇莓、拳参、白花蛇舌草、蒲公英、半枝莲、山慈菇等。

二、注意事项

肿瘤患者表现出来的热性证候往往极为复杂，因此，须辨别热邪所在的部位、病势发展的不同阶段及肿瘤患者的不同兼证，辨证选用不同的清热解毒药才能取得较为满意的效果。

（1）清热解毒药多为苦寒峻猛之品，传统认为其"久服易伤脾胃"，故脾胃虚弱者慎用。在使用时应与健脾和胃之品如党参、白术、茯苓、砂仁、鸡内金、焦三仙等同用。

（2）对正在接受化疗、放疗的患者，应尽量避免大苦大寒之品。

（3）在用药剂量方面，早期患者因体质尚佳，白英、白花蛇舌草属苦寒但药性平和之品，对人体正气无明显损伤，故一般剂量可用 30g；龙胆等药物对消化道有一定的刺激作用，易致恶心，一般用 10g 左右；龙葵长期应用对肝功能有影响，故肝功能异常者慎用，长期应用时要监测肝功能；山慈菇、山豆根有小毒，不宜长期应用。另外，在大队清热解毒药中宜加用益气养阴的药物如女贞子、枸杞子、黄芪、党参、太子参等。若疾病晚期、年老体弱和小儿患者也应酌减其剂量。治疗肿瘤需结合患者病情发展阶段，治疗强调"以调为主、以平为期"。

（4）在使用清热解毒药时，不能离开辨证，如程钟龄的《医学心悟》中所言："热者寒之，是也，然有当清不清误人者，有不当清而清误人者，有当清而清之不分内伤外感以误人者，有当清而清之不量其人不量其症以误人者，是不可不察也"，对清热解毒药如何辨证选择应用作了详细的论述。只有在辨证准确的情况下应用清热解毒药才能在肿瘤治疗中起到更好的作用。同时也要结合辨病，如郁教授对腺癌、鳞癌、肉瘤及病位不同的肿瘤选择的清热解毒药亦有所不同，以增强针对性，提高疗效。

三、应用举例

患者，女，75岁，2010年6月15日初诊。2010年1月4日确诊为右肺肺泡细胞癌，双肺转移，纵隔淋巴结转移，曾口服靶向药吉非替尼片4个月未效，又改服替加氟1个月余无效，故停药求中医治疗。现症见：右肩沉，轻度咳嗽，气短，轻度乏力，口干，纳可，二便调，眠安，舌质红，苔薄白，脉右滑弦细，左弦细。既往史：高血压病史15年。辨证：气阴两虚，痰毒内结。治则：解毒抗癌，益气养阴，化痰散结。处方：石见穿15g，金荞麦15g，冬凌草15g，白英30g，龙葵20g，拳参15g，白花蛇舌草30g，夏枯草15g，浙贝母15g，海藻20g，牡蛎30g（先煎），桑枝10g，黄芪30g，太子参30g，北沙参30g，女贞子15g，补骨脂10g，焦三仙30g，鸡内金10g，砂仁10g（后下）。30剂，每日1剂，水煎，分两次温服。此后，以上方为基础加减应用，每月就诊1次，坚持治疗，单纯中药治疗3年半，每3～4个月复查一次，现病情稳定，无特殊症状。

按语 患者为高龄晚期肺癌，在靶向药及短期化疗未效后，改为单纯中药治疗。以祛邪与扶正相结合，辨病与辨证相结合的原则予以治疗，处方用解毒抗癌、化痰散结祛邪药，伍以益气养阴扶正药，佐以醒脾开胃助消化之品，以保后天之本。方中解毒抗癌诸药均经现代药理学研究证实有抑瘤作用，是辨病治疗的体现。中药治疗达到体内邪正相对平衡，病情才能稳定，这也是郁教授倡导的治疗晚期癌症患者要遵循"平衡学说"的体现，也体现了中医药在晚期癌症患者治疗中的重要作用。

郁教授评阅

（1）热毒是肿瘤发生发展的主要病机之一，相应的清热解毒法是恶性肿瘤的治疗大法。临证经验和现代药理学研究结果证明，清热解毒类中药在预防和治疗肿瘤中均有不可或缺的作用。

（2）辨病用药有别：几十年的临床实践，使我对用于各种恶性肿瘤的清热解毒中药有许多体会。不同的抗肿瘤中药有其不同的特性，如我常用龙蛇羊泉汤，是因为它是广谱的抗癌方，不但在膀胱癌、肾盂癌等尿路上皮癌中应用，而且在胃肠及肺、肝、妇科等腺癌中也可应用；早期研究发现冬凌草对食管癌细胞有效，食管癌是鳞癌（鳞状上皮癌），所以我就推而广之应用于鳞癌如鼻咽癌、肺鳞癌、皮肤癌、舌癌及尿路上皮癌等；北豆根、石上柏等也常用于鳞癌。

（3）谨防药别名误用：在用龙蛇羊泉汤［白英（又名蜀羊泉）、龙葵、蛇莓为主药命名］时要注意三味药均有小毒，应掌控用量及时间。曾经有报道称，白英因有别名白毛藤，而药房误将也称为白毛藤的马兜铃科中药抓给患者，结果造成患者严重的肾功能损伤，引起尿毒症，所以开方要注意用白英学名或注明是蜀羊泉。龙葵有毒，长期大量应用，其中的龙葵碱损伤肝功能。半枝莲有缓泻作用，我在治疗脾虚便溏患者时少用或不用，而给便秘患者选用。拳参又名草河车，但有草河车名者常见两种药：一种是白蚤休，又名重楼即七叶一枝花，另一种是红蚤休，而我用的拳参是红蚤休，两者功用主治虽大致相同，但白蚤休毒性稍大，故常用拳参。

（4）量效问题：有些中医肿瘤医生常用大剂量清热解毒抗癌中药，如有的药量达到每日 100～120g，冀望增强疗效，我建议对量效关系需作深入研究，而且一定容量的水对每种中药都有一定的溶解度，过量并不提高溶解度。中医药治疗恶性肿瘤"病人"的优势是整体调治，不是单纯治"病（毒）"，而是治疗整个"病（人）"，这是值得研究的，也是我多年临床的体会。

参 考 文 献

[1] 韩明权. 清热解毒法治疗肿瘤的现代临床进展 [J]. 陕西中医，1994，15（10）：474-476.

[2] 王胜鹏，申东艳，李鹏，等. 抗肿瘤中药新型药物传递系统的研究（一）：清热解毒类中药 [J]. 世界科学技术——中医药现代化，2012，14（6）：2131-2134.

[3] 万春霞，杨香生. 白英抗肿瘤研究进展 [J]. 江西中医药，2010，41（12）：75-78.

[4] 刘为为，刘延庆，戴小军. 龙葵抗肿瘤作用的研究进展 [J]. 中药材，2009，32（3）：462-465.

[5] 段泾云，刘小平，李秦. 蛇莓抗肿瘤作用研究 [J]. 中药药理与临床，1998，（14）3：28.

[6] 芦柏震，周俐斐，侯桂兰，等. 白花蛇舌草抗肿瘤作用研究进展 [J]. 医药导报，2009，28（3）：344-346.

[7] 戴华，刘四海，周霞，等. 冬凌草的药理作用与临床应用 [J]. 四川生理科学杂志，2008，30（1）：20-21.

第三章 经验方及古方应用

第一节 升 血 汤

升血汤为郁教授常用的经验方，方剂组成：生黄芪 30g，太子参 30g，茯苓 10g，炒白术 10g，鸡血藤 30g，怀牛膝 10g，枸杞子 15g，菟丝子 10g，鹿角胶 10g（烊化），黄精 10g。功效：补气养血，健脾补肾。主治：用于气血两虚证。

一、理论基础

气血是构成人体和维持人体生命活动的基本物质，气的主要功能为推动、温煦、防御、固摄、气化；血的主要功能为营养和滋润，是人体精神活动的主要物质基础。二者同源于水谷精微和肾中精气，生理上互为依存，"气为血之帅"，"血为气之母"。气血调和，共同维持人体正常活动；反之 "血气不和，百病乃变化而生"。恶性肿瘤形成耗气伤血，加之手术、放化疗后，正气受损，气血更加不足。根据 "气血同源" 的理论，临床应用补气养血法，气血双补，既可提高患者的机体状况，又可改善患者的生活质量。

西医药理学认为补气养血类药物的作用方式主要是通过调节整体处于低下状态的各系统、各器官、各组织的代谢，从而加强这些系统、器官、组织的功能，增强抗癌能力，整个机体代谢的增强和改善相对抑制了癌细胞的增殖。有些药物则主要是通过调节机体免疫功能，如促进巨噬细胞的吞噬作用和促进淋巴细胞的转化实现抑制癌细胞生长。近年来，许多临床和实验研究进一步证实：补气养血类药物能够影响患者诸多机体功能的调节，如调节免疫因子，甚至调节基因的表达等。另外，其抗肿瘤是通过改变细胞膜的流动性，调整环核苷酸比值，增加机体免疫力而达到促分化和抑制肿瘤生长的目的。

二、适应证

升血汤适用于气血两虚证。如肿瘤患者手术、放化疗后耗伤气血致气血亏虚；或中晚期癌症患者由于久病消耗，气血两虚均可用本方。临床症见头晕目眩、少气懒言、乏力自汗、面色苍白或萎黄、心悸失眠、唇舌指甲色淡、毛发枯落、舌淡而嫩、脉细弱。

临床中应用升血汤治疗，若患者红细胞减少，可选补血药为主，如当归、棉花根、龙眼肉、大枣、生地黄、熟地黄、阿胶、鹿角胶、紫河车、枸杞子、人参等药物。郁教授曾以人参、枸杞子、大枣为方治疗化疗引起的贫血，使患者的血红蛋白在短期内恢复正常。若患者白细胞减少，可以以补气法为主，药选黄芪、沙参、黄精、女贞子、枸杞子、菟丝子、鸡血藤、当归、山茱萸、补骨脂、淫羊藿等。若患者血小板减少，治疗应重在益气养阴补血，药物选用女贞子、山茱萸、生地黄、大枣、花生衣、龟板胶、鸡血藤、石韦、升麻、茜草根。气虚易致气滞，于补气的同时可少佐行气药；气虚血行不畅，易致血瘀，又应稍加活血化瘀之品，共同起到益气养血活血之功。

三、应用举例

李某，女，63岁，2008年6月17日初诊。患者2008年5月行左乳腺改良根治术。病理：乳头状腺癌Ⅱ级，大量脉管癌栓，淋巴结转移（16/16），免疫组化：ER（-），PR（-），HER2（+++），术后用CA-T方案化疗8周期后，放疗25次。近日血象下降，以白细胞为主，最低降至$0.5×10^9$/L，应用升白细胞治疗，上升后又下降至$(2\sim3)×10^9$/L。现症见：乏力，易疲，纳差，头晕目眩，少气懒言，自汗时作，心悸失眠，舌淡而嫩，苔薄白，脉细弱。

乳腺癌手术后主要表现为气血两伤、脾胃失调，治当益气养血，调理脾胃，可选择生黄芪、太子参、茯苓、炒白术、鸡血藤、枸杞子、菟丝子、鹿角胶、黄精、焦三仙、鸡内金、砂仁、木香等中药。乳腺癌患者化疗期间多出现乏力、恶心、食欲不振，白细胞下降，舌质淡红或稍暗，舌苔薄白或薄黄，脉细数或弦数。证属气血亏虚，脾胃气虚。治当益气养血，健脾和胃。方中生黄芪、太子参、白术、茯苓健脾补气；鹿角胶益阳生血；鸡血藤活血，补血；山茱萸、枸杞子、菟丝子补肾；鸡内金、焦三仙、砂仁、木香消食导滞。全方从补气、生血、健脾、养胃、补肾、补阳、促进消化等生血的各个途径加以调节，故效果迅速。

郁教授评阅

升血汤是我科防治化疗引起的血象下降、骨髓抑制的常用效方，其中生黄芪、太子参、白术、茯苓、黄精益气健脾；菟丝子、枸杞子、山茱萸补肾；鸡血藤活血养血。如血象下降明显、骨髓抑制较重者可加紫河车、鹿角胶（烊化）以益肾填精。在动物实验研究中，我们曾将健脾补气药和补肾药分别与健脾补肾全方对比，结果显示，单用健脾补气药或补肾药不如全方效果好，本方对化疗引起的骨髓抑制（血象下降）和细胞免疫抑制剂均有防治作用。

第二节　解毒消瘤汤

解毒消瘤汤是郁教授常用的经验方，方剂组成：半枝莲、龙葵、草河车、白花蛇舌草、北豆根。功效：清热解毒。主治：恶性肿瘤，特别是中晚期肿瘤患者，临床常伴有发热、局部灼热疼痛、口渴、便秘、苔黄、脉数等。

一、理论基础

热毒是恶性肿瘤的主要病因病理之一。疮、疡、肿、痛都是由火毒致经络阻塞，气血凝滞所致。《医宗金鉴·痈疽总论歌》有："痈疽原是火毒生，经络阻塞气盛凝。"恶性肿瘤，特别是中晚期肿瘤患者，临床常伴有发热、局部灼热疼痛、口渴、便秘、苔黄、脉数等。此时的病机特点为热毒蕴结、热毒炽盛。治疗正如《素问·至真要大论》所指出："治热以寒""热者寒之"。应采用清热解毒法，消除或降解体内毒素，防治炎症，以达到清热泻火，解毒散结的作用。气滞血瘀，或痰凝湿聚，或热毒内蕴加之正气亏虚，久之均能瘀积成毒。邪毒与正气相搏，表现为肿瘤患者的各种证候，邪毒结于体内是肿瘤的根本病因之一。

西医药理认为清热解毒药品具有多种不同的抗肿瘤作用：

（1）清热解毒药如白头翁、鱼腥草、黄连、穿心莲、大青叶等均有一定抑菌作用。能通过抑菌、抗微生物毒素及其他毒素，来抑制炎性渗出、增生，从而控制和清除肿瘤周围的炎症和水肿，减轻症状。

（2）抗肿瘤活性药如白花蛇舌草、半枝莲、龙葵、穿心莲、白英、冬凌草、苦参、青黛、龙葵等，经实验证明均有不同程度的抑瘤作用。

（3）调整机体免疫力：许多清热解毒药如白花蛇舌草、山豆根、穿心莲、黄连等能促进淋巴细胞转化，激发或增强淋巴细胞的细胞毒作用，增强或调整巨噬细胞的吞噬作用，提高骨髓造血功能。

（4）调节内分泌功能：如白花蛇舌草、山豆根等能增强肾上腺皮质的功能，进而影响肿瘤的发生发展。

（5）阻断致癌基因的激活和抑制基因突变的作用：某些清热解毒药对小鼠胃鳞状上皮癌变有明显抑制作用，能阻断细胞在致癌物质作用下发生基因突变。

（6）抑制基因转录、调控基因表达：清热解毒法能降低大鼠肝癌组织中 ras 基因的转录水平。

二、适应证

解毒消瘤汤适应于热毒雍盛的肿瘤患者，临床上常用于胃癌、肝癌、直肠癌、宫颈癌、乳腺癌等患者，症见肿瘤局部灼热疼痛，身热头痛，面红目赤，口干咽燥，五心烦热，尿黄便秘，舌质红，苔薄黄，脉数或细数。

临床应用时，应根据疾病的性质，邪正的盛衰，兼杂的证型，适当地与其他治法和药物相结合，如与补气药、利湿药、化瘀药等配合应用，常常收到事半功倍的效果。根据毒热蕴结的不同部位和不同表现，应选用不同的清热解毒药。热毒之邪易伤阴动血，临床应视病情而与养阴、凉血止血药同用；同时寒凉药物易伤胃气，对脾胃虚寒患者尤其要注意配伍健脾和胃药；晚期正气虚应辨证配伍补益之品。

三、应用举例

张某，女，72 岁。2006 年 10 月因咳嗽，胸闷，胸痛于外院经胸部 CT 及纤维支气管镜检查诊为左肺腺癌，III 期，建议行手术治疗，患者拒绝手术及放化疗，为求单纯中医治疗前来就诊。初诊时症见：咳嗽，咳痰量多，胸闷，气短，乏力，左胸疼痛，纳食尚可，二便调，舌质暗，有瘀点，苔薄白，脉沉细。辨证属气虚血瘀，邪毒内阻。治法：益气活血，解毒祛瘀。处方：半枝莲 20g，龙葵 20g，草河车 15g，白花蛇舌草 30g，北豆根 10g，前胡 10g，杏仁 10g，生黄芪 30g，太子参 20g，浙贝母 15g，瓜蒌 15g，白英 20g，蛇莓 15g，鸡血藤 30g，莪术 10g，焦三仙 30g，鸡内金 10g，砂仁 10g。患者每 1～2 个月前来就诊 1 次，咳嗽、咳痰症状逐渐减轻，仍有左胸及肩背疼痛，方中加延胡索、白屈菜、徐长卿等，疼痛减轻。后坚持服药，定期复查胸片提示肿瘤增长缓慢，无远处转移病灶，无明显咳嗽、咳痰、胸闷等肺部症状，肩背轻度疼痛，饮食如常，精神体力可，生活自理。

按语 本案例是郁教授单纯使用中药治疗中晚期肺癌并取得长期带瘤生存的病案之一。中晚期肺癌用现代医学包括放化疗及对症支持治疗在内的最好的治疗方法，生存期基本不到 1 年，而该患者单纯服用中药治疗，肿瘤虽未消除，但增长缓慢，且维持了良好的生活质量，带瘤生存已 8 年有余，充分体现了中医药在肿瘤治疗过程中的作用。

郁教授评阅

清热解毒法是中医治疗肿瘤的主要治法之一，有热毒表现者则需急用清热解毒。解毒消瘤汤仅是常用方之一，临床多病情复杂，且虚实夹杂，根据"内虚学说"，肿瘤患者易因虚致病，因病又致虚，所以在辨证施治时如需清热解毒法时必须同时结合扶正健脾补肾之药，不能单独清热解毒祛邪。

第三节 六味地黄汤

郁教授临床诊疗过程中常以经典方剂为基础组方，如六味地黄丸加减治疗恶性肿瘤，肿瘤类型涉及很广，六味地黄汤几乎应用于所有肿瘤，本篇总结了郁教授应用六味地黄丸加减治疗恶性肿瘤的经验。

六味地黄丸（汤）是中医滋补肾阴的代表方剂，由金匮肾气丸化裁而来，该方出自北宋名医钱乙所著的《小儿药证直诀》，"熟地黄八钱，山萸肉、干山药各四钱，泽泻、牡丹皮、白茯苓去皮各三钱"。名六味者，其一由六味药组成：熟地黄、山萸肉、山药、泽泻、牡丹皮、茯苓也；其二方中酸苦甘辛咸淡六味俱备。"酸苦甘辛咸淡，六味之名以此，曰'地黄'者，重补肾也"（《王旭高医书六种》）。该方历经数百年医家的运用，其疗效确切，组方严谨合理，传统应用于因肾阴不足，虚火上炎所致的头晕、耳鸣、腰膝酸软、盗汗、遗精、手足心热等症。

一、乳腺癌

明代《景岳全书》曰："脾肾不足及虚弱失调之人，多有积聚之病。""肾为先天之本"，为五脏六腑阴阳之根本，闭藏人体精气。乳腺癌的发生与肾精的虚实极为相关，雌激素水平的增高是肾精亏虚的结果。加之手术、化疗等方法攻伐邪毒同时也损伤正气，真阴受灼，肝肾失养。其次，乳腺癌患者多以中老年为主，其肾气本已渐亏，加之恐惧、情志不畅等因素致肝气郁结，影响冲任二脉，冲任二脉隶属于肝肾，故乳腺癌患者常出现肝肾不足。由此说明，无论肿瘤发生前还是发生期间及化疗后，都会出现阴虚或气阴两虚。而阴虚又会加速肿瘤的生长，这可能是肿瘤发生发展及术后复发的重要原因之一。故肝肾阴虚既可以是发病原因，又可以是疾病导致的结果。因此，可通过滋阴法调理体质，调整机体内环境的变化，来防治肿瘤的发生发展。

郁教授把六味地黄丸作为治疗肝肾阴虚的基础方并广泛应用于临床，切中乳腺癌的病因病机，在辅助术后恢复、化疗中减毒增效、放疗中增敏和减少内分泌治疗不良反应中均获得较好的临床疗效。

乳腺癌患者多表现为水不涵木的肝肾阴虚之证，症见腰膝酸软、五心烦热、潮热、盗汗等，治疗以滋水涵木为法，郁教授临床常以六味地黄丸、杞菊地黄丸为基础方滋补肾阴，同时喜用枸杞子、女贞子平补肝肾。对于肾阳不足者，郁教授在补阴的同时常常加入补肾阳之品，如淫羊藿、菟丝子等。

针对乳腺癌患者手术后的化疗可导致卵巢功能低下，引起自主神经系统功能紊乱，症状以中医肾阴虚证候为主：腰膝酸软、五心烦热、口燥咽干、潮热、盗汗、眩晕、耳鸣、心烦、失眠等，郁教授常用六味地黄丸加女贞子、枸杞子、菟丝子或合当归补血汤化裁以升血象，保护骨髓功能，加炒酸枣仁、首乌藤、柏子仁以宁心安神，改善睡眠，总体用药平和，疗效确切。

乳腺癌内分泌治疗中服用他莫昔芬（TAM）来抑制卵巢功能，控制雌激素水平，但会出现围绝经期症候群，按中医分析就是由于药物的作用，导致肾气衰，天癸竭，阴虚天癸竭乏，不能制火，虚火旺盛上扰神魂，故易出现潮热、汗出、急躁、易怒等症状。且有使患者提前出现闭经的毒副作用，郁教授常用六味地黄丸加柴胡、郁金或合丹栀逍遥散加减，通过滋补肝肾、疏肝解郁，调整机体阴阳平衡，对减轻乳腺癌内分泌治疗后出现的毒副作用效果明显。

近年来，随着芳香化酶抑制剂应用得越来越多，芳香化酶抑制剂所导致的骨质疏松也越来越多见，骨及肌肉疼痛在临床上为主要症状，郁教授应用六味地黄丸加川续断、狗脊、骨碎补、补骨脂、透骨草、牛膝等可有效减轻芳香化酶抑制剂所致乳腺癌患者的骨量丢失，改善患者生活质量。同时，由于乳腺癌容易骨转移，而骨为肾所主，来源于先天肾精，依赖后天脾胃所化生的水谷精微充养，肾精不足，肾阳失于温煦，骨失所养，从而出现腰膝酸软，肢体疼痛，甚至骨折，故郁教授处方常应用六味地黄丸加补骨脂、牛膝、桑寄生、川续断、杜仲等补肾壮骨之品治疗或防止骨转移。

王某，女，69岁，2012年3月初诊。2009年4月行左乳癌改良根治术。病理：浸润性导管腺癌Ⅱ级，腋下淋巴结（1/15），免疫组化：ER（++），PR（+），HER2（++）。术后化疗6周期。2011年10确诊左锁骨上淋巴结转移，放疗25次，化疗6次，淋巴结明显缩小，应用来曲唑内分泌治疗，定期复查，淋巴结无明显变化。现一般情况可，纳可，夜寐欠安，二便调，其余无明显异常。舌暗红，苔薄白，脉沉细弱。处方：熟地黄12g，山茱萸10g，山药10g，牡丹皮10g，茯苓10g，泽泻10g，沙苑子10g，川楝子10g，女贞子15g，鸡血藤30g，香附10g，郁金10g，草河车15g，白花蛇舌草30g，鸡内金10g，砂仁10g。

患者此后每1~2个月复诊一次，处方均以六味地黄汤加减，期间定期复查，淋巴结无明显变化。肿瘤无复发转移。

按语 患者为绝经后女性，气阴不足，用六味地黄汤加沙苑子、女贞子以增强补肾气的作用；鸡血藤化瘀补血，且药理研究显示其有很强的抗肿瘤作用；川楝子、香附理气；草河车、白花蛇舌草解毒抗肿瘤。此患者中医药治疗2年，无复发表现，疗效确定。郁教授认为此患者年龄较高，加之手术、放化疗损伤气血，导致肾气不足，以及"久病及肾"，并且患者主诉较少，因此以辨病论治为主，应用六味地黄丸汤加减治疗。

二、卵巢癌

卵巢病属中医"癥瘕""肠覃"范畴。中医认为："癥者，由寒温失节，致脏腑之气虚弱，而食饮不消，聚结在内"所致，或寒气客于肠外，与卫气相搏，留而不去，始生肠覃，说明病因之一是外邪寒气入侵，而内在脏腑气虚，营卫失调。正气不足及痰凝湿聚、气滞血瘀、湿热等毒邪互结是肿瘤发生的主要病机。

郁教授接诊的卵巢癌患者多数已行手术治疗，绝大多数术后患者需要行6~8周期辅助化疗，化疗后患者临床多有骨髓抑制（常以红细胞、白细胞和血小板减少为主，临床表现为倦怠乏力、头昏、腰酸、面色萎黄等）、骨痛、脱发等表现，依据中医学理论肾主骨生髓，髓为血海，发为血之余，可推论出卵巢癌术后化疗后患者肾精不足，髓海亏虚，血失所养。

郁教授针对以上情况常用六味地黄丸加入女贞子、枸杞子、菟丝子等生血之品治疗有头晕、乏力、气短等血虚肾虚症状的患者，对于化疗后的生血治疗，郁教授从肾论治，调补肾精，促进生血。女贞子、枸杞子、菟丝子就是从肾的途径，益精补肾而达到生血的目的；针对元阴元阳不足的患者，郁教授应用鹿角胶、阿胶阴阳双补，促进元气的重建，进而恢复元阴元阳，郁教授临床经验提示，鹿角胶提升血小板，阿胶提升血红蛋白，故凡放化疗引起贫血，血小板减少者用之有效。

卵巢癌术后化疗后的患者正气已虚，如不加以扶正，感受邪气，必复发癥瘕，即复发卵巢癌。肾阳为一身阳气之根本，肾与胞宫又同属下焦，《素问·奇病论》曰："胞络者，系于肾。"因此胞宫依赖肾阳的温煦，肾阳虚，则命门火衰，阴寒内盛，而致冲任失于温煦，不能温暖胞宫，则胞宫虚寒，而致寒凝血滞，聚成癥瘕。癥瘕日久致正虚、瘀血、痰浊，正虚、瘀血、痰浊又反过来作为致病因素，留滞于冲任胞宫，影响气血的正常生成与输布，而致患者表现为血失所养、津失所润的虚象。瘀血无论瘀滞于脉内，还是留积于脉外，均可导致局部或全身的气血运行失常。瘀血日久不散，脏腑失于濡养，功能失常，势必影响新血的生成。因而有"瘀血不去，新血不生"的说法。瘀血为阴邪，若下焦瘀血日久，阻碍气机，抑遏阳气，亦可损伤肾阳。

基于上述病机分析，郁教授在西医手术、放化疗后的长期中药巩固治疗中非常重视补肾健脾，临床中郁教授常以六味地黄汤为治疗的基础方。

（1）如在肾阴虚基础上，出现心悸、气短、汗出等症状，考虑心肺肾气阴两虚，加用太子参、麦冬、五味子可以补气养阴生津，重在气阴双补。

（2）如在肾阴虚基础上，出现胃脘不适、口干、纳少等症状，考虑胃肾阴津亏虚，加用石斛、天花粉可以养阴生津，且天花粉有抗肿瘤作用。

（3）如在肾阴虚基础上，出现水肿、口干、皮肤干涩等症状，考虑阳虚水湿不化合肾阴虚，加用桂枝温而不燥，猪苓利湿但不伤阴，又结合了六味地黄汤中茯苓、泽泻，四药共奏温阳化气，利水祛湿之效。

（4）如在肾阴虚基础上，出现舌暗红有瘀斑、疼痛等症状，考虑肾虚血瘀，加用鸡血藤、莪术等活血化瘀之品。

白某，女，51岁，2011年8月初诊。患者于2010年9月行左卵巢浆液性腺癌手术，对侧附件及大网膜转移癌，分期 $T_3N_2M_0$，术后化疗10周期。近日复查肿瘤标志物：CA199 25.09μg/L，CEA 4.20μg/L。现症见：午前稍觉头晕，烘热，乏力，纳食可，二便调，夜寐欠安。舌尖红，苔白，脉沉细数。处方：生地黄12g，山茱萸10g，山药10g，牡丹皮10g，茯苓10g，泽泻10g，知母10g，黄柏10g，生黄芪30g，女贞子15g，太子参30g，麦冬15g，焦三仙30g，鸡内金10g，砂仁10g，川楝子10g，牛膝10g，白英15g，龙葵15g，蛇莓15g。

按语 郁教授在接诊此例患者时，患者抗肿瘤的西医治疗基本结束，故郁教授此阶段以防止复发转移为主。在祛邪不伤正的原则下，清补兼顾，辨证及辨病结合，抓住患者50岁左右的年龄，为气血阴阳不调的时期，故治疗时以调和阴阳为主，应用六味地黄汤及二至丸以补肾养阴，患者头晕及烘热均为阴虚有热的表现，加知母、黄柏清热，又不伤阴，应用生黄芪、女贞子、太子参、麦冬以补气养阴，焦三仙、鸡内金、砂仁以和胃促进食欲，白英、龙葵、蛇莓清热解毒抗肿瘤治疗。加减服用2年，一般情况可，无复发表现，取得满意疗效。

三、子宫内膜癌

子宫内膜癌又称子宫体癌，依据临床表现归类于"五色带""崩漏""经断复来""癥痕""月经过多""经期延长""月经先期"等范畴内,主要临床表现以阴道异常出血为主,一般认为本病属本虚标实证。本病最开始,多有胞络空虚的情况。各种因素导致冲任虚损,肾-天癸-冲任轴不稳定,尤其是肾的功能不稳定,胞络者系于肾,胞络空虚,不能制约经血,表现为子宫蓄溢异常。肝肾阴虚,冲任二脉功能失调是本病的基本病因。郁教授治疗子宫内膜癌常以六味地黄汤加女贞子、枸杞子滋补肝肾为基础方加减应用。

值得强调的是,在现代中西医结合治疗中,子宫内膜癌常接受手术、放疗和内分泌治疗,故治疗中及治疗后的证型变化更为多样。总体来说,治疗后以虚证为主,但有时虚实夹杂,此时多伴有复发或转移,值得注意。

温某,女,37岁。患者于2008年7月诊断为子宫内膜低分化腺癌,行子宫、双附件及淋巴清扫术,LNM0/18,化疗6周期,放疗28次。近日复查无转移复发。现症见:易疲乏,时有烘热,纳食可,夜寐安。舌淡红、边有齿痕,苔薄白,脉弦细滑。处方:熟地黄10g,山茱萸10g,山药10g,牡丹皮12g,茯苓10g,泽泻10g,白英15g,鸡血藤30g,龙葵15g,蛇莓15g,草河车15g,白花蛇舌草30g,生黄芪30g,太子参30g,党参15g,枸杞子10g,菟丝子10g,焦三仙30g,鸡内金10g,砂仁10g。

按语 患者为青年女性,因子宫内膜癌手术切除子宫及双附件,由于性激素水平的急剧变化,很快出现更年期的症状,以气阴两虚为主,郁教授应用六味地黄汤加减治疗,可以补肾阴,帮助恢复性激素水平,辅以白英、鸡血藤、龙葵、蛇莓、草河车、白花蛇舌草抗肿瘤治疗,应用生黄芪、太子参、党参、枸杞子、菟丝子、焦三仙、鸡内金、砂仁以补气,补肾精,促进食欲。

郁教授评阅

六味地黄汤是我在肿瘤临床中常用的经典方,可随症加减,广泛应用。本方药对肝、脾、肾三脏均有调整补泻作用,而此三脏是机体最重要的脏腑。肝为将军之官,脾为后天之本,肾为先天之本,对肿瘤患者扶正解毒极为重要,熟地黄补肾,山茱萸益肝,山药健脾,而牡丹皮泻肝清肝,茯苓利湿清脾,泽泻利水泻肾,即"三补三泻"作用。我在临床上用此方是基于辨证,特别是阴虚上火、五心烦热、手足心热、盗汗、耳鸣、腰膝酸软、头晕等症时均可应用,有其中一证也可运用,且患者在长期维持调养期间有明显症状改善。同时,六味地黄汤亦可在调理肝、脾、肾三脏功能时应用。

另外现代实验研究发现"六味地黄汤"有抗癌抑瘤作用,如实验研究证明,此药可减轻食管重度增生的癌变率,有化学防癌作用。加味应用此方对肿瘤患者的治疗效果更为显著。

第四节 古方加减治疗消化道肿瘤验案

在肿瘤的治疗过程中,经常会遇到一些用现代医疗手段处理十分棘手的症状,随着临床研究的不断深入,人们发现使用经方处理这些症状,常常能收到十分满意的疗效,不仅可以改善患者的生活质量，还可以在一定程度上延长患者的生存期。

一、大柴胡汤治疗胰腺癌患者便秘案

韩某，女，54 岁，2013 年 8 月 23 日初诊。胰腺癌确诊不到 1 个月，腹部增强 CT 见肿瘤大小约 7.0cm×4.2cm，腹腔干动脉、肝总动脉、脾动脉及胃十二指肠包绕其中，故无法行手术切除。时症见：剑突下、左下腹痛，乏力，纳差，眠欠安，小腹胀，大便秘结，3～4 日 1 行。舌红，苔白，脉浮缓。四诊合参，辨证属肝气郁结、毒邪内蕴证。予大柴胡汤加减，处方：北柴胡 10g，大黄 10g，枳实 10g，白芍 10g，赤芍 10g，法半夏 15g，黄芩 10g，炙甘草 6g，半枝莲 15g，草河车 15g，白花蛇舌草 30g，夏枯草 10g，茯苓 10g，川楝子 10g，延胡索 30g，首乌藤 30g。每日 1 剂，水煎服。持续服药半个月后，患者腹痛较前缓解，大便日行 1 次，增予白术 10g，黄芪 15g 健脾补中。后排便规律，日行 1 次，质软成形，睡眠改善。后继以上方加减调理。

按语　大柴胡汤为发表攻里、和解少阳、通下里实之剂，"伤寒发热，汗出不解，心中痞硬，呕吐而下利者，大柴胡汤主之"。许多消化系统肿瘤患者在未行手术治疗时易出现心下痞满、食后腹胀、大便闭结等症状，均为肿瘤毒邪炽盛，壅阻气机所致。此患者正气未虚，癌毒较重，聚而成形，阻塞气机而致其运行不畅，出现剑突下痞硬，大便不畅，故以大柴胡汤为基础发表攻里、通下里实，加以草河车、白花蛇舌草抗癌解毒之剂，配合延胡索、川楝子行气止痛之番，后期加入益气健脾之品增强机体免疫力。结合辨证治疗，病情稳定。国医大师周仲瑛教授[1]曾指出恶性肿瘤的病机主要为湿、痰、热、瘀、毒诸邪交结，耗损正气，尤其是对于中晚期肿瘤患者症状多为虚实夹杂，临床上难以用一证一方概括，故多以复法大方应之。针对主要证候，或消瘤抗癌，或减毒增效，或缓解主症，或姑息支持治疗。郁教授认为"内虚"是疾病发生的关键，如果正气充实，外在致病因素就无法侵入体内导致疾病的发生，如果正气虚弱无法驱邪外出，就会使邪气留于机体内，影响脏腑、经络、气血、津液等的正常功能，使机体内环境发生改变，从而导致疾病的发生。而脾胃为后天之本、气血生化之源，在五脏之中，脾胃功能尤为重要，对其他四脏起滋养作用，春夏秋冬四季皆赖土气之长养。故在抗癌抑瘤的同时应辅以健脾益气，复增黄芪、白术即为此意。

二、桃核承气汤治疗肠癌患者不完全肠梗阻案

张某，女，42 岁，2013 年 11 月 12 日初诊。就诊时结肠癌根治术后，术后病理乙状结肠中分化腺癌，Xelox 方案 5 周期、卡培他滨片单药 1 周期化疗后，为求全面复查前来就诊。入院时症见乏力，双四肢末端麻木，夜寐多梦，大便 2 日 1 行，色黄质干，小便调。入院 1 周后因进食冷奶酪出现中上腹绞痛剧烈，无排气排便，强迫卧位，呕吐，呕吐物为胃内容物，予急查立卧位腹平片见不完全肠梗阻表现，时舌暗，苔薄白，脉沉细。辨证为肠道湿热，瘀毒内阻证。西医予补液抑酸治疗。中药予桃核承气汤加减，处

方：桃仁 10g，大黄 12g，桂枝 6g，芒硝 6g，甘草 6g，藤梨根 15g，土茯苓 15g，鸡血藤 30g，赤芍 10g，半枝莲 15g，法半夏 10g，川芎 10g，北柴胡 10g。每日 1 剂，水煎服，持续服用 4 日，出现排气并排少量细便，复查立卧位腹平片见不完全肠梗阻较前缓解。

按语 桃核承气汤为泄热逐瘀之剂，"太阳病不解，热结膀胱，其人如狂，血自下，下者愈。外解已，但少腹集结者，乃可攻下，宜桃核承气汤"。临床上肠癌患者术后常出现完全或不完全肠梗阻，属中医下焦蓄血证，为伤寒外证不解，热结下焦所致。肿瘤术后耗气伤津，小肠受盛化物和大肠传导功能受损，气机运行不畅，出现梗阻。此患者为中年女性，因过食生冷，诱发不完全肠梗阻，症见腹痛剧烈，其人如狂，且舌脉可见热毒、瘀血内阻，对证以桃核承气汤方，逐内瘀泄内热，从根源上缓解腹痛，改善梗阻症状。"急则治标，缓则治本"是中医的一个重要治疗法则，临证施治肿瘤患者时尤其要注意其特殊之处，即为面对急症患者时主要以及时缓解其因肿瘤引发的并发症为主，但也不应忽视要抑制肿瘤，因为肿瘤并发症之"标"给患者带来的痛苦实质根结于肿瘤进展之"本"，所以应当标本兼顾，才能缓解患者的痛苦，延长患者生存期。故辅以半枝莲、藤梨根、土茯苓清热解毒抗癌，予赤芍、川芎、鸡血藤行血通经。在治肠梗阻之标的同时，不忘兼顾抗肿瘤之本。桃核承气汤是治疗热结下焦、高热出血等危急重症的良方，凡因瘀、热、火、实所致之证，可分清主次，辨证论治，随证予桃核承气汤加减用药。

三、茵陈蒿汤治疗胰腺癌所致胆管梗阻黄疸患者

宝某，女，55 岁，2013 年 6 月初诊。2013 年 5 月因嗅神经母细胞瘤行鼻腔肿物切除术，手术前后共放疗 4 周期。为求中医治疗收住我院，入院时症见：鼻中偶有黄色黏稠分泌物，乏力，纳差，眠欠安，二便调。入院后一周突然出现身目轻度黄染，大便色浅，小便色深，偶有全身皮肤瘙痒。查肝功能异常、血尿胆红素升高，后查 PET-CT 见胰腺占位性病变，结合病史及检查结果，考虑嗅神经母细胞瘤胰腺转移及胰腺肿瘤压迫胆道所致胆道梗阻而发生黄疸可能性大。拟择期予内镜逆行性胆管胰造影术（ERCP）减黄治疗。 四诊合参，辨证为湿热中阻，毒邪蕴结证，中药予茵陈蒿汤加减，处方：茵陈 20g，炒栀子 15g，大黄 10g，郁金 10g，金钱草 15g，生黄芪 15g，炒白术 10g，茯苓 10g，草河车 15g，白花蛇舌草 30g，炙甘草 6g。每日 1 剂，水煎服。持续服用 10 日后，行 ERCP 减黄前，该患者复查胆红素未有持续性升高。

按语 茵陈蒿汤为泻热、利湿、退黄之名方，《伤寒论》原文有述："阳明病，发热汗出者，此为热越，不能发黄也。但头汗出，身无汗，剂颈而还，小便不利，渴引水浆者，此为瘀热在里，身必发黄，茵陈蒿汤主之。"本例患者为胰腺转移瘤压迫胆道致胆道梗阻从而并发黄疸，不久前已行嗅神经母细胞瘤手术，此时患者正气匮乏，余邪未尽，蕴含体内，日久化湿化热，包绕成团，聚而成毒，梗阻胆道，致胆汁排泄受阻，进而引发黄疸。该患者发病迅速，实属突然，但究其原因与肿瘤迅速进展有关。茵陈蒿经冬不死，春则因陈根而生，故名因陈或茵陈，至夏其苗则变为蒿，故亦称茵陈蒿；用于湿热

熏蒸而发生的黄疸，可单用一味，大剂量煎汤内服；亦可配合大黄、栀子等同用。主要功用即为清热利湿、退黄。故以茵陈蒿汤为基本方，再加郁金、金钱草等清热退黄要药，增予黄芪、白术、茯苓等益气健脾，顾护脾胃之气，复予草河车、白花蛇舌草等抗癌解毒药物抑制肿瘤进展，使利湿退黄的同时不忘抗体内余留癌毒。茵陈蒿汤为清热利湿退黄之名方，古方今用，在湿热黄疸应用方面有着卓越成效，但是临床应用时应注意辨病辨证，对症施治，且用于肿瘤患者的时候还应注意辅以抗肿瘤的其他方法和药物，延长患者生存期。

四、小结

中医药在恶性肿瘤尤其是在中晚期肿瘤的治疗中所表现的改善患者不适症状、提高生存质量、延长生存期等优势已经得到肿瘤界的普遍认可。经方指的是《伤寒论》《金匮要略》中的方剂。辨证论治是中医认识疾病和治疗疾病的基本原则。早在《黄帝内经》中就指出："谨察病机，勿失其宜"，张仲景曾提出"观其脉证，知犯何逆，随证治之"，说明病无固定之证，治无不变之法。"有是证即用是药"也是中医辨证的关键所在。对于肿瘤患者并发症，常随证而施，急则治标，缓则治本，但更多是标本兼顾。肿瘤患者多有其自身体质特点，体内常毒邪炽盛，或是仍有余毒，故此时多辨病与辨证相结合治疗，常辅以抗癌解毒中药，再进行六经辨证，随证施药，改善肿瘤的并发症。有时甚至可以达到如汤沃雪、立竿见影的效果，故而其在处理肿瘤临床症状方面日益受到医者的肯定和重视。

郁教授评阅

张青主任医师学习中医经典著作，深得要领，并将之应用于肿瘤临床，对消化道肿瘤患者的一些并发症给予经方治疗，取得一定的临床疗效。文中介绍了自己在临诊中运用大柴胡汤、桃核承气汤、茵陈蒿汤等的经验，辨证与辨病相结合，在治并发症时不忘治本（抗癌抑瘤），驱邪时不忘要扶正及调理后天之本，体现了"古为今用"的精神。将经方应用于治疗肿瘤是有创新的，从肿瘤的复杂性、变证多，体会到"病无固定之证，治无不变之法"，要随证而治，标本兼顾。此文小结得好，值得一读。

参考文献

[1] 霍介格. 周仲瑛教授运用经方治疗肿瘤验案5则[J]. 新中医，2009，41（2）：119-120.

第五节　旋覆代赭汤

旋覆代赭汤出自《伤寒论》第161条"伤寒发汗，若吐，若下，解后，心下痞硬，噫气不除者，旋覆代赭汤主之"，由旋覆花、人参、生姜、代赭石、甘草、炙半夏、大枣等药物组成，是治疗"痰气交阻之痞证"常用方，以"心下痞硬，按之不痛，噫气频作"为主要辨证指征。从方义分析可以看出该方重在和胃降逆，现代医家将之应用在胆汁反流性胃炎、反流性食管炎、顽固性呃逆、糖尿病胃轻瘫、咽异感症、急性胰腺炎等疾病方面，均取得了一定效果。郁教授善用旋覆代赭汤加减治疗肿瘤患者胃肠功能紊乱。

一、化疗后消化道不良反应的治疗

临床上经常见到肿瘤患者化疗之后出现胃肠道反应，表现为胃肠功能紊乱，最易出现嗳气、呕吐之症，郁教授认为，中医传统理论中，脾胃主水谷运化和精微营养物质的化生，后天气血的生成都依赖于脾胃功能的正常，所以，"后天之本"是极其重要的。肿瘤毒素的作用或抗肿瘤治疗，都能使脾胃受到损伤，产生食欲不振、纳少、恶心、呕吐、腹泻、腹胀等症状。后天气血生化之源不充，加上肿瘤的消耗又严重，故常易引起恶病质。脾胃功能减退也给进一步中医药治疗带来困难，如果一再给予苦寒或攻伐的抗癌中草药，脾胃极易受损。放化疗对脾胃功能的损害是很明显的，郁教授尤其强调：要使患者保持较好的脾胃消化吸收功能，改善一般状况，提高机体抗病能力，就要千方百计地保护好脾胃功能，即保住"后天之本"。对于胃气不降反升而见的嗳气、呕吐之症，郁教授多用旋覆代赭汤加减以制逆气、治呕吐，合并反酸者加瓦楞子、乌贼骨；腹胀者加枳壳、厚朴；恶心、呕吐甚者加橘皮、竹茹。

实验研究发现旋覆代赭汤可使胃动力低下大鼠胃窦平滑肌细胞促胃液素受体（GASR）mRNA 的阳性细胞平均光密度升高，平均灰度值降低，从而得出结论：旋覆代赭汤可通过调节脑肠肽受体在胃窦组织中的表达达到促胃动力的作用，并且旋覆代赭汤高剂量组的作用优于多潘立酮组。还通过研究得出旋覆代赭汤可增加血液及组织中MTL（胃动素）含量，可降低血液及组织中 VIP（血管活性肠肽）含量。结论是旋覆代赭汤可通过调节脑肠肽在血液及组织中的含量达到促胃动力的作用。

二、食管及胃恶性肿瘤术后胃瘫

患者在消化道重建后，常常出现胃肠功能紊乱，表现为术后不能按期恢复正常进食，呕吐、痞满。郁教授应用旋覆代赭汤加减往往不到一周就能明显改善患者的症状。

实验研究证明旋覆代赭汤可使食管黏膜 CyclinD1 的表达明显降低，可通过降低混合性反流性食管炎食管黏膜 CyclinD1 的表达，从而起到治疗混合性反流性食管炎的作用，且疗效优于西药。另有研究发现旋覆代赭汤可通过调节血浆及食管组织炎症细胞因子一氧化氮合酶（NOS）水平，干预炎症反应过程。通过影响血浆及食管组织神经递质合成酶（ChAT）活力改善食管组织的舒缩功能。

三、食管及胃恶性肿瘤

郁教授注意到：食管癌未行手术的患者，嗳气呕恶，甚之上吐痰涎，胃气不降，中焦堵塞之证非常普遍，应用旋覆代赭石汤平肝镇逆，加枳壳、厚朴以行气通降，佐瓜蒌、郁金等以涤痰化瘀，使患者嗳气、便秘等症速除。

临床上用旋覆代赭汤加用清热解毒，化瘀散结的抗肿瘤中药如冬凌草、金荞麦、肿节风、龙蛇羊泉汤、莪术、鸡血藤、木鳖子、急性子等治疗食管癌晚期，患者服用后多数症状有明显改善，生活质量良好，生存期延长。

四、吐血

对于消化道肿瘤胃气上逆之极而见的吐血、衄血，郁教授亦有用到旋覆代赭汤之处。《医学衷中参西录》载："《内经》厥论篇谓：'阳明厥逆衄呕血'，此阳明指胃腑而言也。盖胃腑以腐熟水谷，传送饮食为职，其中气化，原以息息下行为顺。乃有时不下行而上逆，胃中之血亦恒随之上逆。其上逆之极……而成呕血之证；或循阳明之经络上行，而成衄血之证……由此知：无论其证之或虚或实，或凉或热，治之者，皆当以降胃之品为主。而降胃之最有力者，莫赭石若也，故愚治吐衄之证，方中皆重用赭石，再细审其胃气不降之所以然，而各以相当之药品辅之……治吐衄之证，当以降胃为主，而降胃之药，实以赭石为最效。"郁教授受此启发，在治吐衄证时，方中多用旋覆花、代赭石二味配生地黄、芍药、旱莲草、茜草、女贞子、藕节、白茅根滋肾涵肝，清肺宁络，化瘀止血。

五、头晕、耳鸣

由于肿瘤患者，多为老年人，头晕耳鸣是常见症状，往往合并有高血压等症，此类患者如辨证属肝气挟肝阳并亢者，郁教授每在滋阴柔肝潜阳药中参用旋覆花、代赭石二味，如兼嗳气上逆者用之更验。耳源性眩晕郁教授亦常用代赭石配伍磁石、枸杞子、远志、石菖蒲等，如兼有痰热证者则配合温胆汤施治，睡眠异常者加养心安神之炒酸枣仁、柏子仁，宁心安神之茯神等，每获良效。

郁教授时刻教导我们，中医学治疗疾病注重辨病论治和辨证论治的结合，尤重辨证论治，不同的疾病在某一病理阶段可以出现相同或者相似的证候，而临床当紧紧抓住病症的核心病机，运用适当的方药以治疗。从旋覆代赭汤的临床运用来看，尽管治疗病症多变，病情也复杂，但只要我们紧紧抓住胃虚气逆，升降失和的病机，就可以一定之方而应百疾。

六、应用举例

王某，男，79岁，胃癌术后胃瘫。2013年8月21日行胃低分化管状腺癌胃大部分切除术，术后病理可见脉管癌栓及神经侵犯，术后放置胃管，每日引流胃液 800ml。入院为求胃瘫的中医治疗。时症见：胃管引流通畅，胃液澄清，无血性液体，轻微乏力，每日晨起偶有反酸烧心、咳嗽咳痰，无胸闷喘憋，无心慌胸痛，无恶心呕吐，无腹胀腹痛，夜寐安，大便日 2 次，成形，小便调。舌淡暗，苔白厚，脉弦数。辨证属痰湿蕴结，余毒未清。西医予抑酸、营养支持治疗，中药予旋覆代赭汤加减，处方：旋覆花 10g，煅代赭石 30g，党参 20g，法半夏 15g，干姜 10g，大枣 6 枚，白术 10g，茯苓 10g，赤芍 10g，牡丹皮 10g，鸡血藤 30g，厚朴 10g，黄芩 15g，生牡蛎 30g，石菖蒲 6g。每日 1 剂，水煎服。效果不著，后调整旋覆花为 30g，煅代赭石为 10g，持续服用 7 日后胃液引流量日渐减少，逐渐降至 100ml 以下，10 日后可正常进食，予拔出胃管。

按语 旋覆代赭汤为降逆化痰、益气和胃之剂。《伤寒杂病论》第 161 条有"伤寒发汗，若吐、若下，解后，心下痞硬，噫气不除者，旋覆代赭汤主之"。此患者为老年男性，胃癌术后，正气损伤，术后病理回报，侵犯神经，故术后胃受纳腐熟水谷功能严重受损。胃主通降，以降为和，胃失通降，不仅影响食欲，而且易发生脘腹胀闷或疼痛。若胃气不仅失于通降，且形成胃气上逆，则可以出现噫气反酸、恶心、呕吐、呃逆等症。旋覆代赭汤全方由旋覆花、人参、生姜、代赭石、半夏、大枣、甘草组成。方中旋覆花性温，消痰下气散结，能升能降，疏肝利肺；代赭石重镇降逆；半夏、生姜辛温而散，涤痰散饮，开心下之痞结；人参、甘草、大枣甘温以补脾胃之虚。诸药配合，除痰下气而消痞除噫。临床常用于肿瘤术后、放化疗所致的恶心呕吐，凡属脾胃气伤，邪气内陷，升降失常，中焦气机痞塞均可应用此方加减。正如楼全善所谓："病解后，心中痞硬，噫气，若不下利者，此条旋覆代赭石汤也。"今人因旋覆花和代赭石的药物剂量配比按照原方应用时效果不著，故多重用代赭石，轻者 24g，重者 30g 或以上。该患者初予方药时亦重用代赭石，以期达到重镇降逆之效，但效果不理想，后将旋覆花、代赭石调整至伤寒论之原方原量后，即代赭石为旋覆花和甘草的 1/3，党参的 1/2，取得了满意的效果，后总结其原因，仲景认为代赭石为苦寒重镇之品，在方中应用应小于其他六味药，意在用其降逆之功，但是不会伤及已经虚损之中阳。尤其该患者胃癌术后胃瘫，阳气耗伤明显，在化痰降逆的同时，顾护中阳同样重要。因此，临证施药时不仅应辨病，而且应因人而异。继予白术、茯苓健脾益气，予赤芍、牡丹皮、鸡血藤活血化瘀，予厚朴行气导滞，予黄芩清上焦热，予生牡蛎重镇潜阳，予石菖蒲宁神定志，效果显著。

郁教授评阅

旋覆代赭汤出自《伤寒论》，故亦可谓之"经方"，在治疗消化道恶性肿瘤及其他肿瘤患者出现肝胃不和，胃气上逆者时常用到，配合化疗所致如恶心呕吐、嗳气反胃时亦常用到，当然，要辨证施治，以现代医学观点用此方加减治疗肿瘤有胃肠功能紊乱者常有效，但注意此方有轻泻作用，临床上有便稀溏者少用。

第六节　逍遥散治疗乳腺癌

近年来，我国乳腺癌的发病率和死亡率均呈上升趋势，现已居中国女性恶性肿瘤发病谱之首，这可能与现代女性压力增大、长期情志不畅有关。根据我们的临床经验，乳腺癌患者以肝郁脾虚证居多，可作为乳腺癌的基本病机，应用加味逍遥散能够有效改善乳腺癌的诸多症状和体征，抑制术后肿瘤复发、转移，达到延长患者生存期的目的。

一、乳腺癌的病因病机分析

乳腺癌的古代中医病名为乳岩，"乳岩"一词首载于宋代陈自明的《妇人大全良方》"若初起，内结小核，如鳖、棋子，不赤不痛，积之岁月渐大，巉岩崩破如熟石榴……名曰乳岩"，详细地描述了乳腺癌的发生发展过程。自古以来，中医认为乳腺疾病多由情志不遂、伤肝伤脾所致。薛立斋认为乳岩的病机为"肝脾郁怒，气血亏损"。《外科医镜》也提出："凡乳岩一症，多系妇室女……忧郁伤肝，思虑伤脾而成。"女子以血为本，以肝为先天，脾为后天，全身脏腑功能的正常发挥主要由肝脾来维系、供养。乳房位于胸前，为阳明胃经所司，乳头为厥阴肝经所属，胸府为气机最充盛、运转最速之处，肝主疏泄气机，功能正常则乳房气血运转通畅，当突然或长期遭受刺激、气机郁滞之时，乳房在胸府之表，便首当其冲，替肝、胸府受邪；肝郁气滞，瘀血阻结，脾虚失运，痰浊内生；肿瘤局部为实证，毒邪蕴结，全身为虚证，气血失荣。

程钟龄在《医学心悟》中提出乳岩"宜服逍遥散，归脾汤等药。虽不能愈，亦可延生"。郁教授[1]通过长期的临床实践提出了肿瘤"内虚学说"，以健脾作为治癌一大法。李苗[2]等认为疏肝理气法治疗乳腺癌能够减少放化疗不良反应，减少术后肿瘤复发及转移，改善患者的生存质量。蔡玉荣[3]等用疏肝健脾化瘀法治疗晚期乳腺癌获得良好效果。综上可知疏肝、健脾为乳腺癌常用而基本的治疗大法。毕晶晶[4]等通过对122例患者的分析，探讨乳腺癌的中医辨证分型，按照频次由高到低依次是肝郁气滞证、气阴两虚证、肝肾阴虚证、冲任失调证、血瘀证、脾虚痰湿证及气血亏虚证。在临床中，患者很少出现单一证型，往往是虚实夹杂，寒热错杂，而逍遥散证就在很大程度上结合了肝郁气滞证、脾虚痰湿证、血瘀证、气血亏虚证和冲任失调证，故而适用于乳腺癌的治疗。

二、逍遥散治疗乳腺癌的不良情绪

乳腺癌患者的肝郁脾虚状态贯穿始终，初起表现以气化失常为主，后期毒邪蕴结，形质受损，痰瘀互结，冲任失调。肿瘤的生长与情绪因素关系密切，两者互为因果，恶性循环。许楠[5]等在"肝郁证在乳腺癌中的研究进展"中总结指出，现代医学在研究抑郁症和乳腺癌的关系时发现，情志低落、抑郁是乳腺癌患病的风险因素之一；情绪与乳腺癌的生存率相关，抑郁的症状出现得越少，乳腺癌患者的生存率越高，因此沮丧等不良情绪可以作为乳腺癌生存的预测因素。情绪不佳常见的表现有焦虑抑郁，情绪易激惹，沮丧欲哭，面容愁苦，失眠，眼周青黑，提不起兴趣，自觉全身不适等。历代医家都强调"忧郁忿怒"是致病的重要因素，七情内伤导致脏腑气机不调，久则郁结，气血不行，就容易产生痰、瘀、火、毒等病理产物。气的疏泄由肝总属，胸府气机运转有两个系统：一是肝与肺，"肝生于左，肺藏于右"，肝气从左侧向上行，肺气从右侧向下行，一升一降，构成一个小的圆周循环；二是肝与脾，肝胆为木，脾胃为土，乙木与阴土气机主升，甲木与阳土气机主降，共同作为中焦的枢纽，推动气机运行。肿瘤作为一个有形的病邪，必然在很大程度上阻碍了气血的运行，在胁肋疼痛不适时，通常运用逍遥散疏养肝脾，同时如果出现右胁症状明显，往往合用《金匮要略》的旋覆花汤，改善胸中气机的小循环，也可酌加杏仁、橘络等通降肺气之品。目前有实验研究[6]从整体行为学、分子水平、数据系统性分析三个层面探讨和比较逍遥散及其功能药队（包括疏肝药：柴胡-薄荷；养血药：白芍-当归；健脾药：白术-茯苓-生姜-甘草）抗抑郁效应和作用机制，结论为逍遥散、疏肝药队、养血药队具有显著抗抑郁作用，作用机制与细胞因子、HPA、5-HT-BDNF 三方面功能的协调调节有关。

　　同时，乳腺癌患者被告知病情后也会产生恐慌、焦虑的情绪，较甚者日思夜想，心力交瘁，对肿瘤的抑制能力更加削弱，病情易进展。《黄帝内经》云："形弊血尽而功不立者何？神不使也。"在情绪出现严重问题时，调理气机、精血已无法取效，须调神治疗。黄智芬[7]等观察逍遥散结合心理暗示、行为干预对化疗抑郁症患者生活质量的影响，将 65 例患者随机分为治疗组 35 例与对照组 30 例，结果显示，治疗组与对照组的有效率分别为 85.7% 和 66.7%，差异有统计学意义（$P < 0.05$）；两组生活质量量表调查问卷评分比较，两组患者在躯体功能、角色功能、认知功能、情绪功能、社会功能、疲劳、恶心呕吐、疼痛、食物减少、睡眠紊乱、便秘腹泻等方面，差异均有统计学意义。由此可知，在应用药物干预的同时，心理治疗也有很大的辅助作用。

三、逍遥散治疗乳腺癌的内分泌综合征

　　目前乳腺癌患者在手术及放化疗后，多长期应用内分泌治疗以抑制肿瘤，预防肿瘤复发。乳腺癌分为激素依赖型和非激素依赖型，激素依赖型肿瘤应用内分泌治疗有效率可以达到 50%～80%[8]。内分泌治疗的机制是通过降低体内雌激素水平，达到抑制癌细胞生长的作用，但需要长期服药，导致体内雌激素水平持续异常低下，易出现一系列与围绝经期综合征类似的症状和体征。常见的表现有乏力、颜面潮红、阵发汗出、皮疹、阴道分泌物减少、骨关节胀痛（主要在指关节）、烦躁、失眠等。肝主藏血，为女子先天之本，脾为后天之本，妇科大家傅青主就善从调理肝脾来平衡冲任，散肝脾之郁，补气血之虚，清浮越之火，恒用逍遥散加味。徐咏梅[9]等应用丹栀逍遥散加减治疗乳腺癌内分泌综合征患者 65 例，证明其有较为明显的改善作用，在缓解患者潮热汗出、失眠、烦躁、疲乏、骨关节痛、头痛等症状及改善性生活状况等方面效果显著（$P < 0.05$）。

四、应用举例

案例一

韩某，女，47岁。2014年3月行右乳腺癌改良根治术，术后病理：浸润性导管癌，ⅡA级，LNM（-），受体（+），术后行化疗，现口服他莫昔芬内分泌治疗。2015年底来我院就诊，当时以睡眠障碍为主诉，曾服用酸枣仁汤等各种安神助眠的方剂均未见明显好转。现症见：眠欠安，易烦躁，右胁肋疼痛，舌尖痛，偶有溃疡，纳可，大便偏干。舌暗胖，尖偏红，苔薄白，脉沉细。根据其肝郁脾虚体质，用丹栀逍遥丸加味：八月札15g，生薏苡仁30g，牡丹皮10g，炒栀子10g，柴胡10g，白芍10g，当归10g，炒白术10g，茯神15g，炙甘草10g，薄荷5g，石菖蒲10g，王不留行10g，炒麦芽15g，藤梨根15g，白花蛇舌草30g。复诊时自述睡眠情况明显改善，后继服此方加减调养至2017年8月，一般情况良好。

按语 此例患者为典型的肝郁脾虚证，并有肝郁化火的表现，情绪不佳导致入睡时火扰营阴，神魂不安，方用逍遥散加入牡丹皮、栀子清心营之郁火，从肝脾养血安神；稍加石菖蒲芳香开窍，化痰宁神；王不留行、炒麦芽为通乳要药，引经入味；加抗肿瘤药藤梨根通便兼活络，从肠道散热排毒。

案例二

王某，女，47岁，2017年4月初诊。右侧乳腺癌术后1年，淋巴结转移。术后病理：浸润性导管癌，ER（+），PR（+），HER2（++），ki 67：10%，LNM（1/12），术后行放化疗，目前口服来曲唑。现症见：手指关节僵硬，眠欠安，纳可，二便调。舌淡胖、稍暗，苔薄白，左脉细，右脉沉略滑。处方：八月札15g，土茯苓30g，白花蛇舌草30g，生薏苡仁30g，柴胡10g，白芍10g，当归10g，茯神15g，炒白术10g，炙甘草10g，薄荷5g，怀牛膝15g，王不留行10g，炒麦芽15g，苏木10g，川芎10g，合欢皮30g，木瓜10g，竹茹10g，鹅枳实10g。

按语 此患者目前临床症状较少，无可辨证，按其舌脉，舌淡暗胖，两边宽，苔薄白，为典型的肝郁脾虚之象。方中先列4~6个抗肿瘤药，用逍遥散的思路与上一个案例相同，因其有手指关节僵硬，加苏木、川芎、木瓜活血通络，这是雌激素水平低下，关节腔积液所致；因其睡眠质量不佳，加合欢皮、竹茹、鹅枳实清化痰热，有温胆汤之意。

灵活运用逍遥散坚持进行长期调理可以有效地抑制肿瘤生长，预防复发及转移，减轻治疗不良反应，延长肿瘤患者生存期。在历代医家的描述中，乳岩初起尚能内消治愈，而一旦溃破如嵌岩，则"难治""死不治"。如果能在癌前状态或癌症初期，机体平衡尚未完全打乱时及时发现、诊断、治疗，调整患者体质，重建气化功能，尚能力挽狂澜，临床治愈；若已到晚期，甚至破溃翻花，身体状态如大厦将倾，则面临的将是一场艰辛的持久战。在这个漫长的过程中，医患双方都须加强患者的情绪管理，医者应多安慰和开导患者，患者也应自我觉察、自我调节，只有从调神的层面解决了肝郁脾虚、气机疏利不畅的根本原因，才能使治疗事半功倍，从而达到最理想的效果，使患者获得身心健康的新生。

郁教授评阅

本文强调了乳腺癌患者的情志失调，治疗中应调理情志，具有疏肝理气解郁功效的逍遥散加减在乳腺癌患者中常用。中医主张身心同治，不光只治身病，还要顾及心理和情绪，乳腺癌患者无论早、中、晚期，无论术前、术后及放化疗期间或后期的维持巩固治疗期，都应予疏肝理气解郁之剂，以期气机调畅，身心康复。

参 考 文 献

[1] 唐武军，王笑民. 郁仁存治疗肿瘤"内虚学说"初探 [J]. 北京中医药，2011，30（3）：186-188.

[2] 李苗，谢长生. 疏肝理气法治疗乳腺癌临床体会 [J]. 浙江中医杂志，2014，49（5）：382.

[3] 蔡玉荣，曹仲文. 疏肝健脾化瘀法治疗晚期乳腺癌的应用 [J]. 中国中医药现代远程教育，2016，14（16）：63-65.

[4] 毕晶晶，李娟，张晶. 乳腺癌的中医辨证分型及疾病预后因素的相关性 [J]. 中国实用医药，2016，11（17）：138-139.

[5] 许楠，王旭，陆澄. 肝郁证在乳腺癌中的研究进展 [J]. 世界科学技术-中医药现代化，2014，16（11）：2449-2453.

[6] 杨靖. 逍遥散及其功能药队抗抑郁效应和分子机制研究 [D]. 成都：成都中医药大学，2014.

[7] 黄智芬，桂海涛，陈强松，等. 逍遥散结合心理暗示、行为干预对化疗抑郁症患者生活质量的影响 [J/OL]. 中医学报，2015，30（9）：1244-1246.

[8] 张天泽，徐光炜. 肿瘤学 [M]. 天津：天津科学技术出版社，1995.

[9] 徐咏梅，杨国旺，王笑民，等. 丹栀逍遥散加减治疗乳腺癌内分泌综合征 65 例临床观察 [J]. 河北中医，2005，（9）：676.

第七节 潜阳封髓丹合血府逐瘀汤治疗肝癌术后墨汁尿

肝癌是我国常见的恶性肿瘤。肝癌即指原发性肝癌。据 2015 年中国癌症统计数据显示，肝癌发病率居恶性肿瘤第 4 位，死亡率居第 3 位[1]。中国是肝癌高发地区，全球肿瘤流行病学统计数据显示，2012 年我国肝癌发病率占全球的 50%[2]。

现代医学对于肝癌的治疗方式主要有肝切除及肝移植的手术治疗、放射疗法、化学治疗、介入治疗，以及其他免疫、冷冻、导向、微波、生物、基因治疗。

目前，手术仍是肝癌首选的治疗方法，但仍有一部分患者因多种原因不能进行手术切除治疗，而以手术治疗的患者 5 年内肿瘤复发转移率高达 40%～70%[3]。现行使用的抗癌化疗药物及各种治疗方法，疗效均不符合期待，同时放疗、化疗伴有明显的毒副作用，致使许多患者无法坚持而放弃治疗。中药因其注重扶正、整体调节、毒性反应小、价格相对便宜等优势，十分适合手术后肝癌患者的长期调理，对于减轻放化疗的毒性反应、改善患者症状、提高机体免疫功能、防止肝癌术后复发转移、改善患者生存质量、延长患者生存期有着重要意义。目前采用的中西医结合疗法治疗肝癌的方法中以介入治疗配合中药治疗、放化疗联合中药及术后配合中药为主[4-5]。

一、中医对肝癌的认识

中医古籍文献中无肝癌病名，但有很多不同称谓，归纳起来有两大类：一类以发病机制命名，如"肝积""积聚""癥瘕"等；一类以发病时的临床表现命名，如"胁痛""肝胀""黄疸""癌气""臌胀""肝水"等[6]。病因则有内因外因之分，内因为饮食、情志、劳倦等致脾不健运、肝气郁滞；外因则归之于湿、热、毒邪内侵肝胆，久则积聚成块停于胸腹，总不外湿、热、瘀、毒、虚。病机为正虚邪实，正气亏虚，邪气乘虚而入，使气机受阻，血行不畅，痰瘀互结，形成结块。肝癌病位在肝，与脾、肾关系密切。历代文献提示肝癌常见证候以血瘀型出现频次最高，其次有肝气郁结型、肝肾阴虚型、湿热内蕴型、脾虚湿盛型、脾肾阳虚型、气血两虚型等。

二、应用举例

王某，女，52岁，2017年5月22日初诊。主诉：肝癌切除术后3月余。术后规律服用中药治疗，未行放化疗等。2017年5月18日查肝CT：未见恶变。肝功能未见异常。尿常规未见明显异常。血小板 71×10^9/L，白细胞 3.15×10^9/L。现症见：面色暗淡，呈苍灰色，潮热汗出，头颈部较明显，腹胀，纳眠尚可，大便便意不足，小便色如墨汁，舌胖暗，苔黄腻，舌下络脉普遍粗大迂曲，脉沉滑。辨证为湿热蕴结，瘀血阻滞。治宜清热利湿，化瘀解毒。处方：血府逐瘀汤合茵陈蒿汤及封髓丹加减。八月札 15g，生薏苡仁 30g，桃仁 5g，红花 5g，当归 10g，生地黄 10g，川芎 10g，赤芍 10g，怀牛膝 15g，桔梗 10g，北柴胡 10g，枳壳 10g，炙甘草 10g，焦三仙 30g，黄柏 30g，砂仁 30g，茵陈 15g，熟大黄 10g，炒栀子 10g。14剂，水煎服，每日1剂。

2017年6月5日二诊。现症见患者腹胀及潮热汗出较前好转，面色苍灰，口腔内有溃疡，胃脘疼痛，脚冷，脚下有类似踩棉花的无力感，大便不畅，小便仍为墨汁色，舌暗，苔薄黄，舌下络脉粗大迂曲，脉沉滑。其中墨汁色尿西医诊断不明，中医辨证考虑有寒、瘀。于上方去茵陈、炒栀子，加黑附片、龟板。处方：八月札 15g，生薏苡仁 30g，桃仁 5g，红花 5g，当归 10g，生地黄 10g，川芎 10g，赤芍 10g，怀牛膝 15g，桔梗 10g，北柴胡 10g，枳壳 10g，炙甘草 10g，焦三仙 30g，黄柏 30g，砂仁 30g，熟大黄 10g，黑附片 15g，龟板 20g。14剂，水煎服，每日1剂。

2017年6月19日三诊。患者胃痛好转，口疮减轻，大便通畅，小便颜色正常，舌暗苔薄黄，脉沉略滑。自诉白细胞、白蛋白较正常值稍低。以上方为基础再次加减，去黄柏、砂仁，加茯苓、炒白术、生姜。处方：八月札 15g，生薏苡仁 30g，桃仁 5g，红花 5g，当归 10g，生地黄 10g，川芎 10g，赤芍 10g，怀牛膝 15g，桔梗 10g，北柴胡 10g，枳壳 10g，炙甘草 10g，焦三仙 30g，熟大黄 10g，黑附片 20g，龟板 15g，茯苓 10g，炒白术 10g，生姜 10g。14 剂，水煎服，每日 1 剂。

本患者在墨汁尿症状消除后，为防止肝癌术后转移复发仍规律就诊服用中药，至2017 年 8 月 22 日未再出现墨汁尿的症状，其余一般状况均相对良好。

按语 此患者最具特征的临床表现是小便黑如墨汁色，现代医学发现，黑尿常发生于急性血管内溶血的患者，如恶性疟疾并发的黑尿热、蚕豆病等。还有一种黑尿病，又名尿黑酸尿症，是由于编码尿黑酸氧化酶的基因突变，最终导致经过静置或碱化后的尿液呈黑色。黑尿还可见于酚中毒、黑色素瘤等。长期应用硫酸亚铁、甲硝唑等，可致尿呈浅黑色；呋喃妥因、对氨基水杨酸及奎宁等代谢后可以形成棕色或棕黑色尿液[7]。也可见个例报道患者服用甲硝唑、硝苯地平伍盐酸普罗帕酮等后，引起排黑尿，停药后症状消失。肝癌患者由于肝脏细胞及功能受损，凝血功能、胆汁的排泄、食物及药物的代谢等均可能发生异常，从而导致黑尿。从望诊和问诊中可得知，患者此前从未出现类似症状，肝癌术后一直于门诊服中草药，停服各类西药，出现黑尿前无发热恶寒及其他全身症状、未食用蚕豆、未进行输血治疗等。且患者自诉黑尿期间查血常规除尿液颜色外，余未见异常，肝肾功能亦未见异常，血凝情况不详。综上，此患者的黑尿基本可排除遗传因素、急性溶血、肝肾损伤、西药的药物因素等，可能与某些中药的异常代谢或其他尚不了解的机制有关。

从传统医学的角度分析，黑尿考虑与寒、瘀有关，瘀血色黑，黑主寒、主水，属肾。肝主疏泄，主升发，可推动血行津布，肾主水，主司膀胱开阖与尿液排泄；且五行中肝为子脏，肾为母脏，子病及母。血运不畅，瘀滞停积而为瘀血，肾水不能蒸腾气化而尿液排泄不能升清降浊。

患者初诊时考虑肝癌术后，可有毒邪留恋，又有潮热汗出，大便不畅，舌胖，苔黄腻，考虑湿热蕴结；舌质暗，舌下络脉粗大迂曲，考虑有瘀血阻滞；汗出头颈部明显及腹胀考虑上部有热，下部气机不畅。方中柴胡、茵陈引诸药入于肝，八月札、枳壳、砂仁理气解郁，加强柴胡理气的作用；焦三仙、生薏苡仁、炙甘草固护中焦脾胃；桃仁破血祛瘀；当归、红花、赤芍、牛膝、川芎活血化瘀，牛膝可引瘀血下行；桔梗开宣肺气，合枳壳一升一降，气行则血行；生地黄凉血清热以除瘀热，合当归滋养阴血，祛瘀不伤正；茵陈清利湿热，且芳香舒脾、透表畅气；栀子清热燥湿，通利三焦；大黄降瘀泻热，使湿热前后分消；黄柏清热燥湿，又可入下焦肾经；砂仁理气的同时可以改善患者食欲，还可辛通温散、润肾之燥；甘草可调和诸药。且现代药理研究表明方中多味中药均有一定对抗肿瘤的作用[8-9]。

患者二诊来时腹胀及潮热汗出较前好转，口腔内有溃疡，胃脘疼痛，脚冷，脚下有类似踩棉花的无力感，大便不畅，小便仍为墨汁色，舌脉较前稍好但本质不变。因湿热症状好转，所以去茵陈、炒栀子，又由于整体表现为上热下寒，肾内阴水过盛，阳浮于上，加黑附片、龟板，与黄柏、砂仁、甘草合为潜阳封髓丹，使阳气潜藏，阴阳和合。

三诊时患者小便颜色基本恢复正常，其余症状也均有好转，说明血府逐瘀汤合潜阳封髓丹效佳。潜阳封髓丹主要为治标之方，如治疗有效，浮游的元阳回归本位，其真阳不足之根本尚未完全解决[10]。去黄柏、砂仁，加茯苓、白术、生姜，合原方黑附片、芍药共取真武汤之意，温肾助阳，化气行水，兼暖脾土，健脾和胃，固护中焦，"见肝之病，知肝传脾，当先实脾"，且肿瘤的病机是在"内虚"的基础上，多种致病因素相互作用，导致机体阴阳失调[11]，因此健脾是治疗肿瘤尤其是肝癌的一个基本方法。

三、潜阳封髓丹

潜阳封髓丹为潜阳丹和封髓丹的合方，潜阳丹一方出自清代医家火神派创始人郑钦安《医理真传》，由附子、砂仁、龟板、甘草四味药物组成。郑钦安解释说："按潜阳丹一方，乃纳气归肾之法也。"砂仁辛温，能布化气液，使阴邪被散布出去，且润肾之燥。附子辛热，能补命门之火；龟板通阴助阳；佐以甘草补中。封髓丹最早见于元代许国祯的《御院药方》，由黄柏、砂仁、甘草组成，用以降心火，益肾水。二方合用，则阴阳交会，水火既济，心肾相交。郑钦安治疗火不归元、虚阳浮越之证时常将上述两方合用，疗效甚著[12]。后世火神派医家将其发扬光大，临床上常将这两个方剂结合起来应用，一个降虚火，一个温肾阳，可同时发挥作用。

郑钦安的《医理真传》曰："天一生水，在人身为肾，一点真阳，含于二阴之中，居于至阴之地，乃人立命之根，真种子也。"即先天命火潜于肾水之中，肾水得其温，肾的气化功能才能正常。正常的健康状态是阴阳维持动态的平衡，在阴阳的运动变化过程中，阳气对生命活动起推动作用，阴气则位于从属的被动地位。由于阳气易于炎上，它一旦失去了生理温煦功能，或是离开了它原有的生理位置，就容易向外浮越[13]。《黄帝内经》中提到："凡阴阳之要，阳密乃固。"因此肾中的一点真阳要保持潜守的状态，如龙潜水底，这样才能达到阴平阳秘的状态。如果肾的阴阳水火平衡失调，则会出现阴虚阳浮，失约之火上升；或阴寒内盛，无根之火、外越的火不归元的病理状态[14]。本案例患者二诊出现口腔溃疡是一个多见而典型的虚阳浮越的症状，肾阳不足，相火不能潜藏，阴火循三阴经至口咽即致口腔溃疡发生。潜阳封髓丹用于治疗此类证型口腔溃疡颇有效果[15]。临床上上热下寒、虚阳上越的病例很多，许多医生也为寒热错杂的病例苦恼。火神派名家吴荣祖教授认为："寒热错杂是在中焦出现的，下焦的病很少有寒热错杂的，只有真寒假热，或下寒上热。我们常用的泻心汤就是一个寒热错杂的方子，还有乌梅丸也是寒热错杂的方子，但是少阴篇的四逆汤是绝对不会出现寒热互用的药，原因是什么呢？真寒假热必须救真阳或扶阳。那么下寒上热，要认清下寒是本，上热是标"[13]。

四、小结

肝癌起病隐匿，进展迅速，预后较差，中医药在肝癌治疗及术后调理中应用广泛。

此患者的墨汁尿症状由寒瘀引起，以潜阳封髓丹合血府逐瘀汤分别对症治疗，效验颇佳。肝主疏泄，调畅全身气机，推动血行津布，促进脾胃运化，肝癌患者，本易有全身气机运化不畅及瘀血阻滞，恶性肿瘤中晚期及手术、化疗又易伤及脾肾，导致脾虚或脾肾阳虚，二者可相互影响形成恶性循环。因此潜阳封髓丹可以非常广泛地应用在肝癌甚至各类恶性肿瘤的治疗过程中。

参 考 文 献

[1] Chen W，Zheng，Baade PD，et al.Cancer statistics in China，2015 [J].Can J Clin，2016，66（2）：115-132.

[2] Ferlay J，Soerjomataram I，Dikshit R，et al.Cancer incidence and mortality worldwide: sources method-sand major patterns in GLOBOCAN 2012 [J].Int J Cancer，2015，136（5）：E359-E386.

[3] 中华人民共和国国家卫生和计划生育委员会.原发性肝癌诊疗规范（2017年版）[J].临床肝胆病杂志，2017，33（8）：1419-1431.

[4] 刘晓霓，李宁.原发性肝癌中医临床用药荟萃分析 [J].中国中药杂志，2012，37（9）：1327-1331.

[5] 王会峰，徐德龙.吴孟超院士中医药治疗肝癌思想初探 [J].中医学报，2012，27（1）：35-36.

[6] 史话跃.原发性肝癌病证辨治规律研究 [D].南京：南京中医药大学，2014.

[7] 林秋.如何对尿"察言观色"[N].上海中医药报，2014-01-31（002）.

[8] 李延，田伟，马中龙.加味血府逐瘀汤抗肿瘤作用的实验研究[J].世界中医药，2012，7（1）：72-74.

[9] 贺珊，廖长秀.中药治疗肝癌机制的研究进展 [J].中成药，2017，39（1）：155-160.

[10] 王成虎，李群堂.潜阳封髓丹对阳虚虚阳外越的治疗[J].现代医药卫生，2017，33（13）：2001-2003.

[11] 胡凤山，张青.基于"治未病"理论的"肿瘤内虚学说"[J].中医杂志，2011,52(19):1630-1632+1664.

[12] 朱伟明，陈玉超.潜阳封髓丹化裁治疗恶性肿瘤经验 [J].陕西中医药大学学报，2016，39（4）：33-35.

[13] 傅文录.潜阳封髓丹方证学临床发挥 [J].河南中医，2011，31（2）：128-130.

[14] 王勇.引火归元刍义 [J].四川中医，2011，（7）：50-53.

[15] 杨霖，王笑民，孙书贤.潜阳封髓丹治疗肾阳不足型恶性肿瘤患者化疗相关性口腔黏膜炎的临床观察 [J].北京中医药，2016，35（4）：367-369.

第八节 小 柴 胡 汤

小柴胡汤出自汉代张仲景的《伤寒论》，是和解少阳的代表方剂。其方药简力专，配伍精良，原书中加减方众多，后世发挥亦甚广，清代伤寒学家柯琴将其评为"少阳枢机之剂，和解表里之总方"。在肿瘤发病率日益增长的今天，许多善治肿瘤的大家都推崇使用经方，而小柴胡汤更以其独特而广泛的临床价值受到众多医者的重视。

一、病机分析

在临床中,郁教授善用小柴胡汤治疗肿瘤。郁教授通过多年的临床实践和观察提出了肿瘤发病学的"内虚学说",指出脏腑虚损是肿瘤发生发展的根本原因。广义的伤寒六经理论并不局限于外感伤寒疾病,也可拓展至内伤杂病的范畴,《伤寒论》中阐释小柴胡汤证机制的条文(第97条)云:"血弱气尽,腠理开,邪气因入,与正气相搏。"也就是说,肿瘤患者和小柴胡汤证都是"内虚"的状态,小柴胡汤证的营卫之气虽不足以驱逐外邪,却仍能够顽强地与外邪抗衡于半表半里之间,这可以带给我们一些启示。从正邪相争的角度看肿瘤,脏腑虚损导致了外邪入里,正气无力抗邪,毒邪凝聚蕴结,最终酿成大祸,成形的肿瘤继续消耗气血,恶性循环,导致"死不治"。在肿瘤发生发展的过程中,如果我们能够在任何一个环节把正气提升起来,使之抗衡甚至击退毒邪,治疗就会成功。

二、治疗肝经相关肿瘤

肝经相关的肿瘤包括肝癌、胆管癌、胆囊癌、胰腺癌、乳腺癌等。肝主疏泄,以条达为顺,协调着全身之气的畅通。若情志不遂,或外邪侵袭,导致肝气郁结,或结于胸中(女子多聚于肝经循行的乳房),或结于肝胆,气滞则易生积热,日久毒邪蕴结不散,渐成实形,或伴痰湿、火热、瘀血,耗伤正气。因此,凡与肝经有关的肿瘤,郁教授都常用柴胡以疏解。另外,郁教授认为,黄芩在《神农本草经》中被列为中品,有清热燥湿、泻火解毒的功效,可治疗恶疮、疽、火疡等,说明可治肿瘤。黄芩善清肺及上焦之火,可用于肺癌咳吐黄痰,若与柴胡相配就可治肝胆郁火。以肝癌为例,若症见右上腹或上腹部痞硬肿块,肝区疼痛,心烦急躁,口苦,恶心呕吐,后期出现腹水、黄疸、转移灶症状,与小柴胡汤证的"胸胁苦满、默默不欲饮食、心烦喜呕、胁下痞硬"等证候相符合,可加减应用之。伴有肝硬化者加鳖甲、穿山甲、土鳖虫,伴有大便不畅者加藤梨根、虎杖;伴有关节疼痛者加肿节风、菝葜;伴有水液代谢异常者合用五苓散等。

赵红鹰[1]应用小柴胡汤加减方治疗30例原发性肝癌患者,以放疗、化疗、介入治疗为对照,结果显示,治疗组有效率为36.67%,对照组为23.33%,两者无显著性差异,但在生活质量的评分上,治疗组的提高率明显优于对照组。王兴春[2]等观察小柴胡汤配合化疗药物治疗晚期乳腺癌的近期疗效和不良反应,总有效率为73.3%,完全缓解率为23.3%。研究显示,小柴胡汤对食管癌、胰腺癌、妇科肿瘤、淋巴癌等都有不同程度的疗效。小柴胡汤为少阳病主方,包括足少阳胆经与手少阳三焦经两经及其所属的胆与三焦两腑,因此胆、三焦循行相关的肿瘤亦可尝试使用小柴胡汤,如处于胸口、咽喉部位的食管癌等。

三、治疗肿瘤伴发热

癌性发热主要分为伏邪发热和内伤发热。所谓伏邪发热，是指癌毒伏于里，虚弱的正气与邪抗争于里，表现出时而低热乏力，时而正常的症状，白血病等多见，此时单独用小柴胡汤是不够的，还需配合入营血分的方药，引邪外出。而内伤发热是以内虚为主导的发热，与东垣"补中益气汤"的机制相近，此时用小柴胡汤较为贴切。小柴胡汤中有柴胡、黄芩等退热药，亦有人参（党参）、甘草、大枣等补虚药，因此也可看作是治疗虚人发热的方剂。《伤寒论》中也提到："呕而发热者，小柴胡汤主之。"张洁[3]等治疗 79 例癌性发热患者，总有效率为 82.7%。郑秋惠[4]等通过临床试验观察表明，小柴胡汤用于恶性肿瘤发热有较好的退热效果，还可以缓解患者恶心呕吐、胸胁苦满、纳呆等胃肠道症状。申洁婷[5]等分析认为，小柴胡汤证受邪之本在于本虚，本虚则邪入于里，停于半表半里之间，而肿瘤患者其病机之本在于气血阴阳亏虚，故以小柴胡汤治疗癌性发热恰对其症。

"往来寒热"为小柴胡汤的特殊热型，仲景言："但见一证便是，不必悉具"，因此可以放心用之。"往来寒热"代表正邪相争、互为进退，可能在少阳，也可能在厥阴，称为"厥热来复"。当肿瘤出现往来寒热的表现时，我们可以根据症状来判断患者正邪之间的关系：若热多于寒，说明正气胜邪；若寒多于热，说明邪气壅盛，正气衰败。若病在少阳，则用小柴胡汤为正治；若病在厥阴，亦可用小柴胡汤令邪气由厥阴转出少阳。

四、减轻放化疗期间的不良反应

肿瘤的病势进展迅速，临床应当中西医结合治疗。西医的手术及放化疗都是重要且有效的治疗方法，但由于手术极其耗伤元气，放化疗对患者身体的伤害也较大，其中尤以消化道反应为主，许多患者因严重的不良反应或身体的极度虚弱而放弃治疗，此时中医药的调理就起到了很好的协作作用，中药能够有效地为患者补充正气，减轻不良反应。韩桂香[6]研究认为，小柴胡汤能够与放化疗协同抗肿瘤、减轻放化疗及介入治疗相关不良反应、防治肿瘤并发症。

小柴胡汤中的人参、半夏可以止呕，配伍见于《金匮要略》的大半夏汤，治疗胃反呕吐，朝食暮吐，胃气虚极，郁教授在肿瘤患者做化疗时必用之，以减轻化疗引起的消化道不良反应。生姜可温胃化饮，为呕家圣药，甘草、大枣性平味甘，具有补脾胃、益气血、缓和调补的功效。如化疗期间纳食不佳，可加鸡内金、砂仁健运脾气、行气开胃，如大便溏泻，可加白术、茯苓健脾利湿。

五、应用举例

案例一　小柴胡汤治疗化疗引起的消化道不良反应案

患者，女，61 岁。卵巢癌术后化疗后，饮食不下，恶心呕吐，大便不通，小便短赤，周身乏力。面色灰暗无华，舌暗，苔黄稍腻，脉沉弱。处方：柴胡10g，黄芩10g，法半夏10g，党参10g，炙甘草10g，酒大黄10g，猪苓15g，泽泻15g，生白术15g，茯苓15g，桂枝10g，焦三仙30g，焦鸡内金30g，川芎10g，鸡血藤30g，怀牛膝10g。服药后症状明显改善，精神状态佳。

按语 在本案中，患者于化疗后出现了较严重的消化道不良反应，表现为恶心呕吐，食欲欠佳，纳差，饮水亦呕，此为化疗伤及胃气，胃虚导致气机上逆；大便不通，小便不畅，一则气机疏泄不利，二则水液代谢失常，责之于胆与三焦（膀胱）。胆腑主决断，性疏泄，寄相火，藏精汁；三焦主决渎，司气化，调水道。故用小柴胡汤合五苓散，降逆和胃，调畅气机，以达到"上焦得通，津液得下，胃气因和"的目的。小柴胡汤加大黄有大柴胡汤之意，少阳与阳明同治。患者体质为气虚血瘀，故加川芎、鸡血藤、怀牛膝等，调理体质的同时也有抗肿瘤的功效。

小柴胡汤作为《伤寒论》中的名方，一直为历代医家所推崇。在肿瘤的防治中，我们遵从辨证论治的原则，施以小柴胡汤的和解之法，清利肝胆郁火，调畅上下气机，平补脾胃气血，能够使很多问题迎刃而解。小柴胡汤的作用一方面是在疾病的某个阶段缓解症状，从正邪纷争不下进入新的阶段。另一方面，小柴胡汤作为主方长期应用于某些肝胆系统肿瘤等时，仍需谨慎考虑柴胡的不良反应，避免对患者造成其他伤害。在应用小柴胡汤治疗肿瘤时，还可参考《伤寒论》中的加减法及其他柴胡类方进行随症加减，更加拓宽小柴胡汤的临床范围。

案例二　小柴胡汤治疗肿瘤腹痛并神经官能症案

闫某，女，59岁，2013年11月12日初诊。子宫内膜癌术后5年余，盆腔复发术后1年6个月，腹膜转移近1个月。患者2008年行子宫、卵巢全切术，术后行放化疗。2012年4月因结肠转移行部分乙状结肠切除术，术后予化疗。后间断出现不完全肠梗阻。2013年9月查腹CT见腹膜转移，后化疗2周期。本次为全面复查入院。入院症见：右侧腹痛，食后腹胀，乏力，焦虑，偶有头晕头痛，咳嗽咳痰，痰色白质稀，进食量少，眠欠安，大便排便不畅，不成形，量少，小便色黄。四诊合参，辨证属肝郁气滞，痰毒互结证。予小柴胡汤加减疏肝解郁，调畅气机。处方：北柴胡10g，法半夏10g，党参10g，炙甘草6g，黄芩10g，生姜3片，大枣6枚，白术10g，茯苓10g，生地黄12g，山药10g，柏子仁10g，郁李仁10g，鸡血藤30g，仙鹤草15g，前胡10g，浙贝母10g，酸枣仁30g。每日1剂，水煎服。持续服用半个月后患者右胁肋处、腹部疼痛较前缓解，情绪较前平稳，大便日1行，睡眠改善。仍以上方调理善后。

按语 小柴胡汤为寒热并用、调和阴阳之剂。"往来寒热，胸胁苦满，默默不欲饮食，心烦喜呕，或胸中烦而不呕，或渴，或腹中痛，或胁下痞硬，或心下悸，小便不利，或不渴，身有微热，或咳者，小柴胡汤主之"。该患者症状体现出中老年女性晚期肿瘤患者的典型特征，就是不仅存在肿瘤所致的生理不适，还存在焦虑、烦躁等心理病态症状。究其原因，主要因为肿瘤患者在数次手术、放化疗后正气损伤，致脾气亏耗、肾气亏损，先后天失养。气为血之帅，血为气之母，气血生化乏源致气机不利，气不通则痛，故见腹痛；邪郁少阳，枢机不利，疏泄失畅，则表现为神情默默、焦虑；枢机不利，疏泄失畅是抑郁之本，郁久化热，邪热内扰或可出现心烦焦虑，肝郁乘脾则不欲饮食[7]。而小柴胡汤具有调和阴阳，疏利三焦，调达上下，宣通内外，畅达气机的作用，故用之则抑郁之气自然而解。且本例患者，入院症见偶有右侧腹痛，乏力，焦虑，进食量少等均为典型柴胡汤证，符合"但见一证"的小柴胡汤应用法则，郁教授以小柴胡汤为基本方调和阴阳，予白术、茯苓、生地黄、山药健脾益肾；予鸡血藤、仙鹤草抗癌解毒；予柏子仁、郁李仁润肠通便；前胡、浙贝母止咳化痰，使患者气机调顺，情绪畅达，不仅能改善其焦虑、抑郁症状，还能提高患者生活质量。

郁教授评阅

在肿瘤治疗中，应用经方是一途径，一来说明古代中医临床家的经验和智慧；二来这是当代对古方中医药应用的创新之举，值得发扬。

小柴胡汤作为经方是很著名的良方，日本早年就对小柴胡汤做过很多研究，在内科、妇科领域应用甚广。

柴胡主治有二：一为在半表半里的外邪达表而散（祛邪），二为升举陷于阳分的清气返其宅而中气自振（扶正），故应用很广，与诸药伍用各得其所。小柴胡汤与黄芩、人参、半夏等伍用，有补、有清、有和、有解，我在临证中常加减运用。柴胡入肝、胆经，所以我在临诊中凡见与肝经有关的癌症患者，都常用柴胡以疏肝。乳癌患者常有肝郁气滞，故常与郁金相伍，凡肝、胆管、胆囊、胰腺、壶腹部癌均常用之，下焦膀胱癌具下焦湿热证者亦用之。

现代医学研究表明，柴胡中柴胡皂苷、黄芩中黄芩苷和黄芩素、人参中人参皂苷、半夏等均有抗肿瘤作用，所以小柴胡汤作为肿瘤治疗中的经方是很有用的，但临床上仍应辨证施治。我遵《伤寒论》仲景大师所说"但见一证便是，不必悉具"教导，也是但见一证便可应用之。

本文所举病例应用了五苓散，主要是卵巢癌患者常伴有腹盆腔积液，故用此温阳利水。

总之，在肿瘤治疗中，应用经方、时方均应辨证与辨病相结合，扶正与祛邪相结合才能取得疗效。

参 考 文 献

[1] 赵红鹰. 小柴胡汤治疗原发性肝癌临床观察 [J]. 中医函授通讯，1999，18（1）：32-33.

[2] 王兴春，李敏婕，李青兰，等. 小柴胡汤配合化疗治疗晚期乳腺癌临床研究 [J]. 山东中医杂志，2004，23（5）：270-272.

[3] 张洁，李建波，杨秀丽，等. 小柴胡汤加减治疗癌性发热的临床研究 [J]. 现代中西医结合杂志，2017，（6）：603-605.

[4] 郑秋惠，窦增娥，王法林. 小柴胡汤加减治疗癌性发热临床观察 [J]. 湖北中医杂志，2010，32（10）：58.

[5] 申洁婷，吴煜，袁菊花，等. 小柴胡汤临床治疗癌性发热点滴体会 [J]. 辽宁中医药大学学报，2011，

（9）：192-193.

[6] 韩桂香，冯俊志. 小柴胡汤在肿瘤防治中的应用 [J]. 浙江中医杂志，2010，（9）：687-689.

[7] 杨宏丽. 经方小柴胡汤在恶性肿瘤治疗中的应用 [J]. 四川中医，2012，30（7）：119-120.

第九节　六君子汤

　　六君子汤出自《太平惠民和剂局方》，由陈皮、半夏、人参、白术、茯苓、甘草六味药组成，是四君子汤加陈皮、半夏得来，使用时加姜枣同煮，用以益气健脾，燥湿化痰，治疗面色萎白，乏力气短，食少便溏，咳嗽咳痰，痰多色白，恶心呕吐，胸脘痞闷，舌淡苔白腻，脉虚弱等症。临床常应用于慢性阻塞性肺疾病、功能性消化不良、胃食管反流病、胃炎、胃溃疡、肠易激综合征等疾病。

一、应用理论基础

　　《黄帝内经》云："正气存内，邪不可干""邪之所凑，其气必虚"。《诸病源候论》曰："积聚由阴阳不和，脏腑虚弱，受于内邪，搏于脏腑之气所为也。"《景岳全书》谈道："脾胃不足及虚弱失调之人，多有积聚之病。"《卫生宝鉴》中说："凡人脾胃虚弱，或饮食过度，或生冷过度，不能克化，致成积聚结块。"可见，疾病的产生一定建立在机体正气不足以抗邪的基础上，脾胃虚弱可能导致肿瘤产生。郁教授就此提出肿瘤"内虚学说"，认为正气亏虚是肿瘤产生的根本病机，而病后癌毒的消耗和治疗措施的干预使患者更为"内虚"[1]。脾为后天之本、气血生化之源、脏腑气机运动的中间站，郁教授强调要补益脾气，认为脾胃强健则气血生化充足，正气强盛则能抗邪。而痰瘀毒结为肿瘤形成的关键，痰的形成与肺脾二脏关系密切，脾气亏虚，不能健运则易形成痰湿；肺不能正常宣发肃降则痰湿不易被推动运化。

　　六君子汤中六味药多可归于肺、脾二经，人参甘温可大补脾胃元气；白术甘温苦燥，可协助人参补气健脾；茯苓甘淡，淡渗利湿；陈皮，辛温，理气健脾，燥湿化痰；半夏可燥湿化痰，降逆止呕，消痞散结；甘草补脾益气，祛痰止咳，又可调和诸药。六药相合，补气、理气、利湿、祛痰，共奏益气健脾，燥湿化痰之功。

　　现代研究显示，六君子汤各味组成药物均具有抗肿瘤作用。人参皂苷和人参多糖可促进多种肿瘤细胞凋亡、增强机体免疫力[2]；白术多糖及挥发油有降低肿瘤细胞增殖、提高机体抗肿瘤能力、减少肿瘤侵袭、减少肿瘤细胞的细胞毒作用[3]；茯苓抗肿瘤机制可能为增强机体免疫力，活化巨噬细胞、NK 细胞和 T、B 淋巴细胞，调节细胞因子分泌[4]；甘草中提取的甘草次酸、甘草黄酮、甘草多糖均具有抗肿瘤作用[5]；陈皮提取物黄酮类成分在抗肿瘤方面具有显著活性，可直接抑制肿瘤细胞增殖，抑制肿瘤血管生成[6]。半夏提取物中的多种成分也具有抗肿瘤的作用[7]。长期服用可以用党参代替人参。郁教授常用党参 15g，白术 10g，茯苓 10～15g，炙甘草 6～10g，陈皮 10g，半夏

10g。其中生半夏有毒，如侧重于止呕选用姜半夏，如侧重于化痰则选用法半夏。香砂六君子汤、柴芍六君子汤等在各类肿瘤中亦应用广泛。

二、在肿瘤治疗中的应用

六君子汤可看作是四君子汤与二陈汤相结合，二者是大多数补气剂和祛痰剂的基础底方，六君子汤作用的本质就是益气、化痰。郁教授常将之应用在各种肿瘤的脾胃气虚兼有痰湿证中；各类肿瘤病程中存在消化不良、食欲减退、泄泻，放化疗后的虚弱乏力，放化疗的胃肠道反应，以及毒麻药的不良反应等均可辨证使用六君子汤加减。

三、在消化系肿瘤及肺癌中的应用

由于各脏器生理功能作用,六君子汤在消化系统肿瘤及气虚痰阻型肺癌中使用较多。如肺癌，症见神疲乏力，咳嗽咳痰，胸闷，纳呆便溏，舌胖苔白腻，脉滑或滑数，多是由于肺脾气虚导致痰湿内生，蕴结于肺，治宜益气健脾，化痰解毒，取六君子汤加减。郁教授常用生黄芪、党参、白术、茯苓、薏苡仁健脾益气利湿；陈皮、法半夏、胆南星、前胡、杏仁等化痰散结清肺；拳参、龙葵、白花蛇舌草等抗癌解毒，余随症加减。寒湿较重者可用干姜、附子等温化寒痰；热痰难咳可加用海浮石、金荞麦、鲜竹沥清热化痰；风痰结聚可加用天麻等祛风化痰。胃癌治疗中六君子汤应用较多，因为脾胃亏虚是胃癌的基本病机，脾胃虚弱兼见痰湿时可用六君子汤加减，患者并未表现出明显气虚症状时，因解毒化瘀药物多可耗气，也可在清热解毒、活血化瘀药物使用的同时，加用六君子汤一类健脾益气方剂。

四、在手术及放化疗后的应用

肿瘤手术常会损伤正气，因此术后能够进食就可以给予健脾和胃、理气调中的中药方剂治疗，郁教授常用六君子汤加补气之生黄芪，理气之枳壳、厚朴、砂仁、鸡内金等，减少手术对机体正气造成的损害，尽快恢复胃肠功能和免疫功能，提高患者营养状态和生活质量，为下一步放化疗做体能准备。乳腺癌患者手术后主要表现为气血两伤、脾胃失调，治以益气养血，调理脾胃，郁教授常以香砂六君子汤加减，药物选择黄芪、太子参、鸡血藤、白术、茯苓、鸡内金、砂仁、木香等。肝郁者加柴胡、郁金。六君子汤加减还可应用于放化疗期间或放化疗后，因为放化疗可造成全身性或局部性损伤，且化疗药物多有一定毒性，单独用药后可出现各系统不同的毒副作用。放化疗作用下产生恶心呕吐、纳呆、腹泻，使用六君子汤效果颇佳，恶心呕吐明显者可联合旋覆代赭汤，痰热者可联合橘皮竹茹汤，虚寒者可加用丁香柿蒂散，方剂的药量和药味不宜过多，防止患者不能耐受。且化疗中还需注意加以补肾填精的药物，郁教授常用黄精、菟丝子、枸杞子、女贞子等，化疗后主要采用健脾开胃法，郁教授常用小柴胡汤合香砂六君子汤，健脾和胃，如此可改善上述症状，减少放化疗导致的骨髓抑制，改善免疫低下状态，稳定肠道生态。

五、加减六君子汤的应用

六君子汤本身由四君子汤和二陈汤两个经典方剂组成，方中药物组合严谨合理，其中白术-茯苓、陈皮-半夏、党参-甘草均为郁老临床常用药对[8]，取其健脾益气或燥湿化痰之意，可广泛运用于各类肿瘤具有脾胃虚弱或恶心呕吐等症状中，此为六君子汤做减法，辨证使用。加味六君子汤在临床应用范围更广，由于肿瘤正虚邪实，病因病机复杂，临床应用时常不能单独使用六君子汤一个方剂，多加用清热解毒，抗癌消肿的中药，如白花蛇舌草、土茯苓、石见穿、石上柏、藤梨根、半枝莲、草河车等，兼有血瘀时可配伍川芎、牡丹皮、赤芍、桃仁、红花、延胡索等活血化瘀药；兼有肾虚时可配伍六味地黄汤等补肾中药或方剂；兼有气滞时可配伍柴胡、郁金、枳壳、厚朴花、刀豆等理气药等。不同部位的肿瘤可针对性选择对其敏感性强的抗癌解毒药，还可在方中加用引经之药，使药效直达病所，便于发挥作用。

郁教授评阅

此篇写得较好，较全面，一般有气虚、脾虚的肿瘤，不论在术后、放化疗中或康复期我都常用此方。另一用意是在中西医结合治疗肿瘤的全过程中，我最重视保后天之本，维护脾胃功能正常，补益胃气。肿瘤特别是晚期，"有胃气则生"，在固先天之本补肾的同时，我常用健脾益气以补后天之本，两者结合，对减轻患者痛苦，改善患者生活质量，提高患者免疫功能，提高长期生存率有益。

参 考 文 献

[1] 郁仁存. 中医肿瘤学（上册）[M]. 北京：科学出版社，1983：12-19.

[2] 姚梦杰，吕金朋，张乔，等. 人参化学成分及药理作用研究 [J]. 吉林中医药，2017，37（12）：1261-1263.

[3] 谢明，宗可欣，富波，等. 中药白术的研究综述 [J]. 黑龙江医药，2015，28（2）：299-301.

[4] 王颜佳. 茯苓抗肿瘤、免疫调节药理作用研究及应用 [J]. 海峡药学，2014，26（5）：16-18.

[5] 王兵，王亚新，赵红燕，等. 甘草的主要成分及其药理作用的研究进展 [J]. 吉林医药学院学报，2013，34（3）：215-218.

[6] 宋保兰. 陈皮药理作用 [J]. 实用中医内科杂志，2014，28（8）：132-133+160.

[7] 张明发，沈雅琴. 半夏提取物抗菌抗炎及其抗肿瘤药理作用研究进展 [J]. 抗感染药学，2017，14（6）：1089-1094.

[8] 张青，富琦. 郁仁存常用抗肿瘤药对 [M]. 北京：科学出版社，2017：12，67.

第十节 真武汤和苓甘五味姜辛汤治疗恶性腹水、胸腔积液

恶性腹水、胸腔积液是晚期恶性肿瘤最常见的并发症，其具有病势缠绵反复、不易控制的特点，给患者造成极大痛苦，如喘憋、腹胀等，严重影响患者生活质量，更甚者可导致呼吸、循环系统衰竭以至死亡[1]。目前，现代医学主要采用胸腹腔穿刺引流、腔内灌注化疗、局部免疫治疗及胸膜固定术等手段[2]，但对于体质较弱的晚期患者，大多无法承受以上治疗[3]。临床最常用的手段是穿刺引流，抽取腔内液体，但由此可造成电解质紊乱、低蛋白血症、继发性腹膜炎、肺栓塞、气胸、低血压等并发症[4]，且有时会出现"边抽边涨"的恶性循环。随着中医临床研究的不断深入，运用经方处理恶性腹水、胸腔积水这些棘手问题，常常能收到满意疗效，不仅能改善患者生活质量，还可以在一定程度上延长生存期。郁教授从事中西医结合治疗肿瘤60余年，具有丰富的临床经验，尤其擅长运用经方治疗肿瘤的各种并发症。

一、真武汤加减治疗恶性腹水

患者，男，77岁。2016年4月因饮食不节出现纳差，伴恶心，无呕吐，厌油腻，就诊于消化科，查消化系统肿瘤标志物示CA199 4361U/ml。2016年4月27日行PET-CT影像诊断报告：腹膜及肠系膜增厚伴腹水，代谢增高，恶性病变可能性大，建议活检明确。2016年5月11日行腹水细胞病理学检查，提示考虑为腺癌细胞，结合PET-CT报告及肿瘤标志物情况，考虑消化系统肿瘤可能性大，遂于我科住院，于2016年5月24日和2016年6月13日行SOX方案化疗2周期，此后逐渐出现腹胀伴小腹疼痛，查腹部B超示腹水深10cm，提示病情进展，患者不同意行活检进一步明确病理，只要求中药控制病情，初诊时症见：腹胀，小腹痛，纳差，怕冷，四肢沉重，双下肢轻度水肿，眠欠安，小便量少，大便调。舌暗，苔薄白，脉沉。治法：温阳利水。处方：黑附片30g，干姜15g，党参30g，生白术30g，炙甘草10g，茯苓60g，白芍20g，泽泻30g，焦三仙30g，焦鸡内金10g，砂仁10g，桂枝15g。每日1剂，水煎温服，早晚分服。仅服用1剂后患者已自觉食欲及怕冷较前好转，7剂过后患者小便较前明显增多，腹胀明显缓解，双下肢水肿减轻。行腹部B超提示腹水量较前明显减少，效不更方，患者坚持服用上方。

此后患者每2个月进行全面复查，近半年内腹水未再增长，未见其他转移病灶，且消化系统肿瘤标志物CA199降至2392 U/ml，患者也无明显腹胀痛，食欲较前明显改善，精神、体质较前恢复，至今仍坚持口服中药治疗。

按语 真武汤出自《伤寒论》第2条"太阳病发汗，汗出不解，其人仍发热，头眩、身瞤动，振振欲擗地者，真武汤主之。"及316条"少阴病，二三日不已，至四五日，腹痛、小便不利，四肢沉重疼痛，自下利者。此为有水气。其人或咳，或小便利，或下

利，或呕者，真武汤主之。"原方用茯苓、芍药、生姜（切）各三两，白术二两，附子一枚（炮，去皮，破八片）。上五味，以水八升，煮取三升，去滓，温服七合，日三服。

此医案中患者主症为"腹胀痛，小便不利，全身乏力，四肢沉重，偶有恶心及腹泻"，根据患者症状及舌脉表现，此为少阴病阳虚水泛之证，治则上应体现祛寒、扶阳、利水的特点，应用真武汤治疗，正与《伤寒论》316 条所描述病机相符合。盖水之制在脾，水之主在肾，脾阳虚则湿难运化，肾阳虚则水不化气而致水湿内停。肾阳不能主水，水邪浩荡，三焦泛滥，而成水病，则小便不利；水湿泛溢于四肢，则沉重，或肢体浮肿；水湿流于肠间，则腹痛下利；上逆肺胃，则或咳或呕。真武汤能复少阴之肾阳起到祛寒与利水之功效，附子为君药，温肾助阳，化气行水，兼暖脾土，以温运水湿，佐生姜散阴寒，白术健脾以治水，茯苓与白芍均可利小便以行水气，且白芍还可养阴以制附子燥热伤阴，有利于久服缓治。普遍来讲，恶性腹水的产生是由于恶性肿瘤的进展所致，但如果一味运用清热解毒等抗肿瘤之品，可能不仅达不到消除腹水的目的，还会由此损伤脾胃之气。所谓"阳化气，阴成形"，从中医角度讲，恶性腹水的产生，与体内一派阴寒之象相关，我们运用真武汤的目的，不仅是治水，更重要的是改善"土壤"，从根源上杜绝水饮的产生。这就是虽未用清热解毒之品攻伐癌毒，却能使癌毒之性削弱，同样达到了抗肿瘤的目的，并且使患者诸证消除，提高了生活质量。

真武汤在临床应用方面主要集中于心系、肾系疾病的研究，如慢性心力衰竭[5]、心室重构的延缓[6]、糖尿病肾病[7]、肾病综合征[8]、慢性肾小球肾炎[9]等。肿瘤方面的应用也极其广泛，集中于腹水、腹部肿瘤的对抗，如卵巢癌腹水[10]、肝癌腹水[11]、药理学上，强红梅[12]、周萍[13]等研究认为卵巢癌患者接受真武汤与新辅助化疗联合可有效抑制肿瘤细胞恶性特征（增殖、侵袭特征），并积极调解自噬功能。

二、苓甘五味姜辛汤加减治疗恶性胸腔积液

患者，男，66 岁。2016 年 3 月因胸闷憋气就诊于当地医院查胸部 CT 示左侧胸腔包裹性积液，2016 年 3 月行胸腔穿刺，胸腔积液涂片考虑为腺癌，曾口服埃克替尼靶向治疗，1 个月后胸腔积液较前增多，考虑无效，遂停药。半年余来多次因胸腔积液控制不佳行胸腔穿刺引流术，胸闷喘憋症状反复发作。2016 年 8～9 月行 PC 方案化疗 2 周期控制肿瘤进展，并从 10 月份开始多次行顺铂胸腔灌注控制恶性胸腔积液，但效果不佳。初诊症见：患者胸闷憋气，咳稀白痰，痰中偶有血丝，时有头晕，无头痛，无恶心呕吐，乏力，无发热恶寒，无腹痛，纳可，眠欠安，二便调。舌暗，苔白滑，脉沉滑。治以清热化痰，泻肺利水。处方：葶苈子 30g，大枣 30g，鲜芦根 30g，桃仁 10g，冬瓜子 15g，生薏苡仁 30g，苍术 15g，干姜 15g，炒白术 15g，炙甘草 10g，黄连 6g，焦三仙 30g，焦鸡内金 10g，砂仁 10g，清半夏 9g，瓜蒌 30g，苦杏仁 10g，桔梗 10g，仙鹤草 30g。每日 1 剂，水煎温服，早晚分服。患者服用 1 周后，痰量减少，痰中未见血丝，但胸闷、气短症状未见明显好转。故方中去鲜芦根、桃仁、冬瓜子等清金化痰之品，加用苓甘五味姜辛汤以温化寒饮。处方：葶苈子 30g，大枣 30g，茯苓 30g，五味子 9g，细辛 3g，

生薏苡仁 30g，苍术 15g，干姜 15g，炒白术 15g，炙甘草 10g，陈皮 10g，焦三仙 30g，焦鸡内金 10g，砂仁 10g。每日 1 剂，水煎温服，早晚分服。连服 3 剂，患者自觉胸闷、气短明显缓解，复查胸部 B 超提示：胸腔积液深约 3cm，胸腔积液量较之前明显减少。之后患者坚持口服中药治疗，未再诉明显不适。

按语 苓甘五味姜辛汤出自《金匮要略·痰饮咳嗽病脉证并治》"冲气即低，而反更咳，胸满者，用桂苓五味甘草汤去桂，加干姜、细辛，以治其咳满。"原方用茯苓四两，甘草三两，干姜三两，细辛三两，五味半升。上五味以水八升，煮取三升，去滓，温服半升，日三服。

此医案患者因肺癌胸腔积液，曾多次行胸腔灌注顺铂以控制胸腔积液增长，顺铂从中医角度来讲属性寒之品，反复应用，易造成体质虚寒[14]。正因为患者脾阳不足，寒从中生，聚湿成饮，寒饮犯肺，故患者以喘息咳唾，咳稀白痰，胸满不舒为主症，此均为寒饮停肺，宣降失和，饮阻气机所致，治当温阳化饮。苓甘五味姜辛汤为经方中温化寒饮之良剂，方以干姜为君，既温肺散寒以化饮，又温运脾阳以化湿。臣以细辛，细辛乃"祛寒饮之要药"，助干姜温肺散寒化饮之力，复以茯苓健脾渗湿，化饮利水，既可导水饮之邪从小便而去，又可杜绝生饮之源。五味子可防干姜、细辛过度耗伤肺气，又能敛肺止咳，干姜、细辛、五味子三药相伍，一温一散一敛，散不伤正，敛不留邪，张弛之间调节肺之宣降开合。本病案以咳嗽痰多稀白，咳喘，舌苔白滑，脉象沉滑为辨证要点，体现出患者痰饮重的特点，除却用苓甘五味姜辛汤以温化寒饮外，加用葶苈子、大枣以泻肺利水，达到"边温边泻"的目的，用于脾虚痰湿、寒饮伏肺型恶性胸腔积液，确实起到了良好地控制胸腔积液的作用。

苓甘五味姜辛汤用于肿瘤患者控制胸腔积液几乎未见报道研究，其临床应用多集中于肺系疾病如咳嗽变异性哮喘、慢性咳嗽、慢性阻塞性肺疾病加重期属寒饮射肺者，肿瘤层面的应用也局限于肺癌久咳[15]。药理研究上，倪明芳等用大鼠为研究对象，发现大剂量苓甘五味姜辛汤能明显改善炎性因子对其支气管及肺实质组织的伤害作用、促进已坏死组织的重构[16]，对于自身免疫性、变应性呼吸系统疾病，方素清等提出苓甘五味姜辛汤能显著降低豚鼠白介素（IL-4）、干扰素（INF-γ）含量，对症状控制起到帮助作用[17]。

三、小结

恶性肿瘤在发展过程中会逐渐导致五脏失调、气血耗竭、阴阳失和，从而产生各种并发症。在恶性腹水、胸腔积液产生时，应仔细察色按脉，辨清寒热虚实，若为寒热错杂之证，则应判断其寒热虚实的程度，"有是证即用是药"。经方治疗水病方法众多，如宣肺散水、通阳逐水、健脾利水、温肾行水、消瘀祛水、攻下泄水、分消水湿等[18]，通过辨证论治，选择最适合的经方，才能"力专效宏，效如桴鼓"，真正在晚期肿瘤并发症的治疗中起到一定作用，提高患者生活质量。

郁教授评阅

  恶性肿瘤患者常见胸腔积液、腹水，因其反复和顽固而难治，本文报告了两例胸腔积液、腹水患者，经用经方真武汤和苓甘五味姜辛汤加减治疗取得很好效果，证明中医辨证精确，运用经典方剂，疗效显著。

  真武汤为温阳利水的代表方剂，方中附子温肾祛寒，茯苓、白术健脾利水，生姜温散水气，芍药敛阴和阳，缓和干姜、附子之辛热而不致伤阴，常用于明显浮肿的肾病、慢性肾炎、心力衰竭等脾肾阳虚，水湿泛滥者，引之应用于肿瘤患者胸腔积液、腹水属脾肾阳虚者亦有效。

  《金匮要略》明确指出肺疾喘咳用小青龙汤治后，反增咳嗽胸满者，用桂苓五味甘草汤去桂加干姜、细辛，即成苓甘五味姜辛汤方，以细辛少阴之辛热，干姜纯阳之辛热，以除满驱寒，本例以苓甘五味姜辛汤与葶苈大枣泻肺汤加味而对胸腔积液取效。

  在肿瘤诊治中，只要认证准确，辨证精当，运用古方、经方常获良效，足见经方、古方之科学性，值得研究。中药坚持服用，常能维持疗效。

参 考 文 献

[1] Adamra, Adamyg. Malignant ascites: past, present, and future [J]. J Am Coll Surg, 2004, 198: 999-1011.

[2] 刘猛，贾立群. 恶性胸腹水的中西医治疗进展. 规范治疗与科学评价——第五届国际中医、中西医结合肿瘤学术交流大会暨第十四届全国中西医结合肿瘤学术大会论文集 [A]. 2014.

[3] 夏正丽，许尤琪. 中医药治疗恶性腹水研究进展 [J]. 中医学报, 2016, 5 (31): 632-634.

[4] 吕东来，魏品康，秦志丰. 恶性腹水的中西医治疗现状与新进展 [J]. 中国中西医结合消化杂志, 2008, 16 (2): 137-139.

[5] 邱静. 经方辨治慢性心力衰竭的文献研究 [D]. 武汉：湖北中医药大学, 2017.

[6] 邹燕. 真武汤对心力衰竭大鼠心室重构及心功能的影响 [D]. 沈阳：辽宁中医药大学, 2016.

[7] 刘臻华. 四逆散合真武汤对糖尿病肾病合并冠心病的疗效观察及抗炎机制研究 [D]. 广州：广州中医药大学, 2011.

[8] 梁春玲. miRNA 与 AQP2 在真武汤治疗阿霉素肾病综合征中的作用机理研究 [D]. 广州：广州中医药大学, 2016.

[9] 许碧珠. 真武汤加味治疗脾肾阳虚型慢性肾小球肾炎理论与临床研究 [D]. 广州：广州中医药大学, 2012.

[10] 杨中，徐咏梅，唐武军，等. 真武汤联合腹腔热化疗治疗晚期卵巢癌腹水 [J]. 中国实验方剂学杂志, 2010, 16 (16): 195-197.

[11] 鲍文菁. 真武汤联合顺铂治疗肝癌腹水临床研究 [J]. 实用中西医结合临床, 2009, 9 (2): 21-22.

[12] 强红梅，唐军伟，赵荣，等. 真武汤联合紫杉醇新辅助化疗对宫颈癌病灶恶性程度的影响 [J/OL]. 海南医学院学报：1-8 [2018-04-02].

[13] 周萍，申明霞，阿布拉江·艾木都拉，等. 真武汤联合新辅助化疗对卵巢癌病灶内癌细胞恶性特

征的影响 [J/OL]. 海南医学院学报：1-9 [2018-04-02].

[14] 李娜，王圆圆，张青. 基于"性味归经"理论的顺铂临床性能初探 [J]. 中医杂志，2015，56（21）：
1822-1825.

[15] 王永生，山广志. 经方配合穴位敷贴治疗肺癌寒痰型久咳经验 [J]. 广西中医学院学报，2011，
14（1）：17-18.

[16] 倪明芳. 苓甘五味姜辛汤对慢性阻塞性肺疾病模型大鼠炎症介质影响的实验研究 [D]. 武汉：湖
北中医学院，2009.

[17] 方素清. 苓甘五味姜辛汤加味对变应性鼻炎豚鼠 IL-4 和 IFN-γ 含量的影响 [J]. 中华中医药学刊，
2010，28（2）：444-445.

[18] 郑晓英. 经方治疗水病十法 [J]. 中医函授通讯，1993，42（36）：40-42.

第十一节　血府逐瘀汤

肿瘤，中医称为癌病，以脏腑组织发生异常增生为其基本特征，病性总属本虚标实，其基本病理变化为正气内虚，气滞、血瘀、痰结、湿聚、热毒等相互纠结，日久积滞而成"癥瘕""积聚"。"正气存内，邪不可干""邪之所凑，其气必虚"，肿瘤的发生，正气亏虚是发病基础，癌毒留结是发病症结，正气为本，癌毒为标[1]，"因虚邪之风，与其身形，两虚相得，乃客其形""其中于虚邪也，因于天时，与其身形，参以虚实，大病乃成"。血瘀证为肿瘤患者临床常见的证型，活血化瘀法的应用尤为广泛，现将血府逐瘀汤的应用作一简单介绍。

一、方剂溯源

血府逐瘀汤出自《医林改错》，王清任在观察人体解剖的基础上写成此书，提出人体"在外分头面四肢，周身血管，在内分膈膜上、下两段，膈膜以上瘀之症，立血府逐瘀汤，治胸中血府血瘀之症""膈膜以上只肺、心、左右气门，余无他物"。原方组成为当归三钱，生地黄三钱，桃仁四钱，红花三钱，枳壳二钱，赤芍二钱，柴胡一钱，甘草一钱，桔梗一钱半，川芎一钱半，牛膝三钱。用以治疗头痛、胸痛、胸不任物、天亮出汗、食自胸右下、心里热、瞀闷、急躁、夜睡梦多、呃逆、饮水即呛、不眠、小儿夜啼、心跳心慌、夜不安、俗言肝气病、干呕及晚发一阵热等病症。

王清任认为"无论何处，皆有气血……气无形不能结块，结块者，必有形之血也。血受寒则凝结成块，血受热则煎熬成块"，因此血瘀是人体患病的一个重要因素，故创逐瘀汤。血府逐瘀汤取桃红四物汤与四逆散之主要配伍，加下行之牛膝和上行之桔梗而成。此方活血与行气相伍，祛瘀与养血同施，升降兼顾，诸药合用，共奏活血化瘀，行气止痛之功。临床上应用广泛，总不离其血瘀本质。现代药理研究表明，血府逐瘀汤可诱导内皮细胞增殖和血管新生，改善血液流变功能，并有抗肿瘤作用，可明显延长 H22 肝癌

荷瘤小鼠的生存时间，且对体质量无明显影响[2]。

二、临床应用

肿瘤患者凝血功能常可发生异常，在恶性肿瘤的发展过程中，肿瘤细胞可诱使大量的促凝物质进入血液循环，激活凝血系统的功能，使机体处于高凝状态[3]。故肿瘤患者中血瘀证比较常见，临床中血府逐瘀汤的应用也比较多。

（1）胸中血府：王清任认为"血府即人胸下膈膜一片，其薄如纸，最为坚实，前长与心口凹处齐，从两胁至腰上，顺长如坡，前高后低，低处如池，池中存血，即精汁所化，名曰血府"，根据血府部位，可知其涉及的主要有肺癌、胃癌、食管癌和纵隔肿瘤，临床中血府逐瘀汤，首先用于胸中血瘀。肺癌、胃癌、纵隔肿瘤患者由于气血瘀滞，经脉阻塞不通而出现胸部、胃脘部疼痛，甚则放射到肩背；肺癌患者由于瘀血内阻而出现口干、咳嗽、短气、胸部憋闷、呼吸不利；胃癌患者由于瘀血内阻影响受纳腐熟水谷而出现干呕、呃逆、纳少、食谷不馨甚则不欲食；食管癌患者由于瘀阻食管而出现胸骨后疼痛、吞咽困难、咽部干燥等症状，均可使用血府逐瘀汤治疗。

（2）脉为血府：《黄帝内经》言"夫脉者，血之府也"，水谷精微中精气化为营气，入于脉中，化生血液，营养全身，循脉上下，贯五脏，络六腑，若瘀阻脉中，可出现全身表现。肿瘤患者瘀血不去，新血不生而出现贫血、乏力、手足麻木；四肢关节筋脉失养而出现肢体及关节疼痛、行动不利、手足凉；瘀血沉积于体表而出现面部斑块、下肢脉络显露；瘀血阻于肠道脉络而出现腹胀、腹痛、排便困难；瘀血影响血液运行，心神失养而出现失眠、多梦；骨转移患者由于瘀血出现骨痛；瘀血日久化热而出现夜间低热等症状，瘀血内阻导致患者凝血功能障碍，均可使用血府逐瘀汤治疗。

此外，血与气、津、液关系密切。气为血之帅，血为气之母，瘀血致血不养气而出现神疲乏力、少气懒言，以及瘀血致血不载气而出现相应部位疼痛、情志变化；瘀血影响津液生成、输布而出现皮肤、孔窍干燥等症状，亦可使用血府逐瘀汤治疗。

临床上在运用血府逐瘀汤时，要特别注意患者的舌象和舌下脉络，只有舌暗或有紫斑，舌下脉络曲张，有明显的瘀血表现者，才可运用此方，若患者无瘀血表现，则不可使用。

三、应用举例

唐某，男，58岁，2017年3月15日初诊。主诉：右肺腺癌7月余。2016年8月行支气管镜检查，病理示肺腺癌，60%为实体型，40%为腺泡型。免疫组化示 NapsinA（＋）、TTF-1（＋）、CK20（－）、CK7（＋）、P40（－）、ALK-D5F3（－）。基因检测 Exon 19 缺失突变。伴胸膜、右肺门侵犯，以及纵隔、双锁骨上多发淋巴结转移，现口服盐酸埃克替尼片靶向治疗。现症见：鼻干，有血块，纳可，眠安，小便可，大便每日2次，舌暗，苔薄黄，脉沉略滑。辨证：毒邪内盛，瘀血阻滞。治法：活血化瘀，解毒抗癌。处方：

金荞麦 15g，冬凌草 10g，桑白皮 30g，桃仁 5g，红花 5g，当归 10g，生地黄 10g，川芎 10g，赤芍 10g，怀牛膝 15g，桔梗 10g，北柴胡 10g，枳壳 10g，炙甘草 10g，焦三仙 30g，炒栀子 10g，生姜 10g，白鲜皮 10g。14 剂，每日 1 剂，水煎服，早晚分服。

2017 年 3 月 29 日二诊。患者鼻干好转，纳可，眠安，二便调，舌暗，苔黄，脉沉略滑。上方去生姜加前胡 10g，白花蛇舌草 30g。

按语　肺开窍于鼻，患者肺癌伴胸膜、右肺门及淋巴结多发转移，损伤肺脏正常生理功能。"饮入于胃，游溢精气，上输于脾，脾气散精，上归于肺，通调水道"，肺失布津，孔窍失养而致鼻干，肺朝百脉，主治节，肺脏受损，助心行血之力下降，影响血液运行，血不循经，而致鼻有血块，从患者舌象看，瘀血也比较明显，故予以血府逐瘀汤加减治疗。

四、小结

肿瘤是现代医学研究的热点，在中医中涉及"积聚"的范围，《医宗必读·积聚》将积聚分为初、中、末三期，并指出初者，则任受攻；中者，任受且攻且补；末者，则任受补的治疗原则，概而言之，是根据临床情况把握"扶正"与"祛邪"的偏倚。血府逐瘀汤作为"祛邪"治疗肿瘤血瘀证的方剂之一，临床上应用广泛，但是有文献报道活血化瘀药可通过促进肿瘤新生血管的形成和肿瘤内皮生长因子的表达等加快肿瘤的转移[4]，考虑到此，以及临床上肿瘤患者正虚邪实同时存在的情况，同时受郁教授"内虚学说""平衡理论""气血学说"的影响，临床上运用血府逐瘀汤治疗肿瘤患者之时，要注重扶正、祛邪共用，首先要使用针对肿瘤具有明确抑制作用的药物，如中药白花蛇舌草、拳参、土茯苓等，西药顺铂、紫杉醇、多柔比星等化学药物，同时配伍大剂量益气药物，如党参、黄芪、山药、白术等，以扶助人体正气，防癌扩散；而党参、黄芪、山药、白术等已被证实具有明确的抗肿瘤作用[5]；此外，桃仁、红花属攻伐之品，配伍益气药亦可顾护脾胃；还有，肿瘤患者在使用抗肿瘤西药时，因此类药物大多经肝肾代谢，故肝脏毒副作用较为常见[6]，容易出现肝功能和凝血功能异常，所以此类患者在使用活血化瘀药时要密切关注其肝肾功能，以免加重病情。

血府逐瘀汤主要用于治疗气滞血瘀证，使用时要根据患者的具体情况灵活加减，若气滞重者，可加香附、郁金、八月札等；阴虚者，可加女贞子、枸杞子、沙参、麦冬、五味子等；阳虚者，可加紫河车、杜仲、肉苁蓉、菟丝子等；气虚者，可加太子参、党参、白术、山药、黄芪等；寒甚者，可加肉桂、干姜、炮附子、吴茱萸等；毒甚者，可加黄芩、栀子、石上柏、白花蛇舌草、土茯苓等；湿热重者，可加黄柏、苍术、薏苡仁、牛膝、栀子等；痰多者，可加瓜蒌、法半夏、陈皮、薏苡仁等，各随证治之。

辨证论治是中医的基础，无论患者是否有疼痛等临床症状，无论患者带瘤不带瘤，只要病在血府，均可使用血府逐瘀汤。临床上要特别注意患者的舌象和舌下脉络，有明显的瘀血表现，才可对症处方，否则方不对症，则思过大矣。

郁教授评阅

（1）血府逐瘀汤是王清任著名方药之一，治疗血瘀证有效，在肿瘤治疗中，按辨证施治原则，只要有是证即用是药，但血瘀证临床病性复杂，常与气滞、气虚、热毒、痰湿等证相杂，故应用此方一定按病情予以加减运用，特别是肿瘤原于"内虚"，故应同时予以扶正中药，在肿瘤患者进展期，为防止活血药引起肿瘤转移，常使用有效的抗肿瘤中药或化疗药、靶向药中西医结合治疗。

（2）血瘀证辨证时，除传统的血瘀证候要素外，在现代中西医结合观点下，还应该参考现代医学的实验室检测指标，即在有血液流变学异常，有血液高凝状态的检测指标存在亦是活血祛瘀的适应证，可供参考。

参 考 文 献

[1] 王圆圆，陈柯羽，张青.基于"正邪学说"的肿瘤标本理论及临床应用 [J].中医杂志，2013，54（21）：1808-1811.

[2] 吴剑宏，陈幸谊.血府逐瘀汤方剂的现代药理研究进展 [J].中成药，2013，35（5）：1054-1058.

[3] 梁振明.肿瘤患者凝血指标及血小板指标的变化情况分析 [J].当代医药论丛，2014，12（19）：54-55.

[4] 杨紫翼，姜毅.基于阴阳理论探析活血化瘀抗肿瘤转移之争议 [J].国医论坛，2017，32（1）：62-63.

[5] 张朝玉，应小平.《神农本草经》抗肿瘤中药统计分析 [J].国医论坛，2016，31（5）：58-60.

[6] 赵林，陈书长.抗肿瘤药物的肝脏毒副作用及治疗策略 [J].癌症进展，2009，7（1）：7-11.